Necesidad
de
Eliminación

Coordinadora Editorial: *Alba Flores Reyes*

Editor: *Diego Molina Ruiz*

TÍTULO DE LA OBRA:
NECESIDAD DE ELIMINACIÓN

LIBRO NÚMERO 3

SERIE: NOTAS SOBRE LAS 14 NECESIDADES DE VIRGINIA HENDERSON

AUTORAS:

SANDRA OLIVERA DOMÍNGUEZ
ELENA SOSA CORDOBÉS

EDITOR: *Diego Molina Ruiz*

PRESENTACIÓN

El arte de cuidar remota desde tiempos inmemorables, con una constante evolución de la evidencia científica, nuevos descubrimientos, técnicas así como mejoras en los procedimientos actuales.

Estamos en un momento en el que la calidad de la salud es más que la propia vida, y el equilibrio entre la mente y cuerpo es aquel que hace que una persona alcance su máximo esplendor y satisfacción en la vida. La Independencia es sinónimo de salud.

El lector puede comprobar gratamente el más actual abordaje hasta el momento de manera concisa y completa de los procedimientos en cada una de las 14 necesidades de Virginia Henderson: respiración, alimentación, eliminación, movimiento, sueño y descanso, arreglo personal, temperatura, higiene, seguridad, comunicación, creencias, crecimiento personal, entretenimiento y aprendizaje. De esta manera ayuda tanto a los estudiantes como a los profesionales a subsanar los errores que podamos estar cometiendo actualmente o a completar carencias actuales que presentemos en nuestros cuidados basados siempre en la mejor evidencia disponible.

La referencia a los cuidados está presente en todo el recorrido de la colección. Hoy en día no sería posible el abordaje del cuidado del paciente como ser biopsicosocial sin reconocer el aporte cada miembro del equipo sanitario. Por ello esta colección aporta el enriquecimiento multidisciplinar y cooperación de las diferentes categorías profesionales sanitarias. En este aspecto, en la colección se contempla una amplia visión de las actuaciones centradas en el paciente y no tanto hacia la técnica.

Nuestra profesión avanza a pasos agigantados y nosotros, como no puede ser de otra manera, con ella.

En palabras de la propia Virginia Henderson "La enfermera es temporalmente la conciencia del inconsciente, el amor de vida para el suicida, la pierna del amputado, los ojos del recientemente ciego, el medio de locomoción para el infante, y una voz para aquéllos demasiado débiles para hablar".

Alba Flores Reyes
Coordinadora Editorial

EDITOR: *Diego Molina Ruiz*

DEDICATORIA

El presente libro en particular y la colección "Notas sobre las 14 Necesidades de Virginia Henderson" a la que pertenece, en general, van dedicados a todas las personas interesadas en alguna de las necesidades que aquí se tratan. Y en particular a las personas que cuidan, sean familiares, profesionales o amigos. Y también a todas las personas interesadas en conocer o practicar todo el saber que su lectura ofrece.

¡Salud y Ánimo!

Diego Molina Ruiz

EDITOR

CONTENIDO

1 Introducción 1

2 Conceptos 3

3 Diagnósticos 13

4 Urinaria 17

5 Fecal 45

6 Perinatal 59

7 Balance 63

8 Resumen 67

9 Bibliografía 71

10 Anexos 79

AGRADECIMIENTOS

A todo el elenco de autores que han hecho posible la elaboración del presente libro y en su conjunto toda la colección que forman la serie denominada "Notas sobre las 14 Necesidades de Virginia Henderson". A su coordinadora editorial y a un equipo de profesionales que destacan por su incansable interés por indagar en éstas necesidades y la innovación basada en la evidencia. El conocimiento apoyado por la investigación y la experimentación de prácticas clínicas que conforman la experiencia del trabajo diario. Con la observación y recogida de las anotaciones necesarias para ser plasmadas y compartidas a través los textos incluidos en ésta obra.

1 INTRODUCCIÓN

Virginia Henderson en su larga trayectoria como autora e investigadora, desarrolló su teoría enfermera basada en las necesidades humanas y en el papel que desarrolla la enfermera en el proceso del cuidado.

Para ella, la función de la enfermera es la de ayudar al individuo, ya esté sano o enfermo, a satisfacer sus necesidades individuales, para así contribuir a la salud, a la recuperación de la misma o a una muerte digna, y que el mismo podría satisfacer si tuviera la fuerza, el conocimiento o la voluntad. Esta ayuda de parte de la enfermera está enfocada a que el individuo realice estas actividades por sí mismo y alcance su independencia.

Virginia, en su teoría estudió minuciosamente las necesidades humanas, que agrupa en 14, estas son:

1. Respirar normalmente.
2. Comer y beber de forma adecuada.
3. Eliminar residuos corporales.
4. Movimiento y mantener una postura adecuada.
5. Dormir y descansar.
6. Elegir las prendas de vestir adecuadas y desvestirse.
7. Mantener la temperatura corporal.
8. Mantener la higiene corporal.
9. Evitar riesgos del entorno.
10. Comunicarse con los demás.
11. Realizar prácticas religiosas según la fe de cada uno.
12. Trabajar para sentirse realizado.
13. Participar en las actividades recreativas.
14. Aprender, descubrir o satisfacer la curiosidad.

Como podemos observar, además de las necesidades básicas para sobrevivir, se incluyen otras que están relacionadas con el bienestar psicológico y social y el desarrollo personal; y a través de todas estas, la enfermera realizará la valoración del paciente y planificará el plan de cuidados más adecuado para el individuo según las necesidades que el mismo tenga alteradas.

A través de este libro, se pretende clarificar el proceso de valoración de la necesidad de eliminación, aportando aquellos datos que debemos tener en cuenta y valorar, haciendo hincapié en la repercusión psicológica que puede provocar una alteración en esta necesidad, así como recordar las etiquetas diagnósticas relacionadas.

Otro objetivo importante, es recordar las distintas alteraciones que puede presentar esta necesidad, en qué consisten y cuáles son las herramientas y procedimientos que pueden ser utilizados por las enfermeras, algunos de forma independiente y otras en colaboración con el personal médico, para solucionar, mejorar o paliar algunas de estas alteraciones.

Por último, también valoraremos la alteración de esta necesidad en los grupos especiales como madres y neonatos; y la importancia de realizar el balance hídrico en pacientes con situaciones especiales.

Por lo que, nuestro propósito último es refrescar los conocimientos y recordar los procedimientos a llevar a cabo para lograr satisfacer la necesidad de eliminación y realizar un buen plan de cuidados, pues esta necesidad es muy importante ya que el organismo necesita eliminar los deshechos que se producen en el cuerpo como resultado del metabolismo y la ventilación, para un funcionamiento óptimo del mismo.

2 CONCEPTOS

2.1. APARATO EXCRETOR. RECUERDO ANATOMOFISIOLÓGICO.

Antes de comenzar con la necesidad de eliminación, es necesario realizar un recuerdo de la anatomía y del funcionamiento fisiológico del aparato excretor, ya que nos ayudará a comprenderla y a realizar una buena valoración de la misma.

2.1.1. APARATO URINARIO

Comenzaremos por la morfología del sistema renal, este está compuesto por los riñones, los uréteres, la vejiga y la uretra[1] *(Ver Anexo 1 para aparato urinario femenino y masculino)[2]*.

Los riñones, poseen varias funciones como, la regulación iónica de la sangre, del pH, de la volemia, de la tensión arterial, mantiene la osmolaridad de la sangre, produce hormonas, regula la glucemia y la excreción de deshechos y sustancias extrañas a través de la filtración de la sangre, dando como producto la orina[1].

Los **riñones** son dos órganos situados entre la última vertebra torácica y la tercera lumbar, en situación retroperitoneal. Se encuentran rodeadas de tres capas de tejido: la cápsula renal, que protege frente a traumatismos y da forma al órgano; la capsula adiposa, también protege el órgano y los sostiene en su sitio; y la fascia renal, que fija el riñón a las estructuras colindantes y a la pared abdominal[1].

En su interior podemos distinguir la corteza (parte externa), la médula (zona interna), las pirámides, las papilas, las columnas, los cálices mayores y menores y la pelvis renal[1] *(ver Anexo 2 para partes del riñón)[3]*.

El riñón se irriga a través de las arterias renales derecha e izquierda, llegándole un flujo de sangre de 1200ml por minuto. Ya dentro del riñón esta pasa por las arterias segmentarias, interlobulares, arcuatas, interlobulillares, arteriolas aferentes, capilares glomerulares, que se reúnen formando la arteriola eferente, los capilares peritubulares, los vasos rectos y venas peritubulares, las interlobulillares, arcuatas e interlobulares, para terminar saliendo del riñón por una sola vena renal *(ver Anexo 3 para recorrido del flujo sanguíneo)*[1].

Estos vasos se encuentran inervados por el sistema nervioso autónomo simpático, contribuyendo a regular el flujo sanguíneo a través del riñón.

La corteza y las pirámides forman la porción funcional del riñón, donde se encuentra la unidad funcional del riñón: la nefrona. Esta está formada por un corpúsculo renal (glomérulo y capsula de Bowman) y un túbulo renal (túbulo contorneado proximal, asa de Henle y túbulo contorneado distal)[1].

Las funciones de la nefrona son: La filtración glomerular, la reabsorción tubular y la secreción *(ver Anexo 4)*[1].

Filtración glomerular: El agua y la mayor parte de los solutos del plasma atraviesan la pared de los capilares glomerulares, filtrándose y entrando en la capsula de Bowman. Desde aquí pasará al túbulo renal[1].

Reabsorción tubular: Según el líquido filtrado va pasando por los túbulos renales y los colectores, las células tubulares reabsorben aproximadamente el 99% del agua y los solutos filtrados que siguen siendo útiles regresando a la sangre que circula por los capilares peritubulares y los vasos rectos[1].

Secreción: Mientras el líquido filtrado fluye por los túbulos renales y colectores, las células del túbulo van secretando otras sustancias de deshecho, fármacos y compuestos iónicos que están en concentraciones mayores a las necesarias, hacia este líquido filtrado, eliminando así estas sustancias de la sangre[1].

Los uréteres.

Los túbulos colectores drenan el líquido filtrado a través de los cálices menores, donde pasará la orina a los mayores y por último a la pelvis renal.

Una vez formada la orina, esta debe ser transportada, esta función la cumplen los uréteres, pues recogen la orina en la pelvis renal y la llevan hasta la vejiga[1].

No poseen esfínter, pero cuando la vejiga se llena de orina, la presión comprime los orificios de salida de orina, impidiendo así su reflujo. Sin embargo, si este mecanismo no llega a funcionar de forma adecuada los microorganismos pueden desplazarse desde la vejiga por los uréteres e infectar uno o ambos riñones[1].

Los uréteres también se sitúan retroperitoneales y se encuentran recubiertos por una capa mucosa, una muscular y otra adventicia[1].

La vejiga es un órgano hueco y distensible situado en la cavidad de la pelvis. Cuando se distiende adopta forma esférica y cuando está vacía se colapsa. Su capacidad oscila entre 700-800ml[1].

En el suelo de la vejiga se encuentra el trígono, donde sus dos ángulos posteriores corresponden a los orificios ureterales, y en el ángulo anterior, se encuentra la desembocadura a la uretra, por el orificio uretral interno[1] *(ver Anexo 5 para trígono vesical)*[5].

Está formada por tres capas: la más interna es la mucosa, la capa muscular donde está el músculo detrusor, formado por tres capas musculares, que alrededor del orificio uretral forman el esfínter uretral. Y por último la capa adventicia[1].

La emisión de orina (micción) se produce por la combinación de contracciones musculares voluntarias e involuntarias. Cuando el volumen de la vejiga excede los 200-400ml, la presión interna aumenta y los receptores lo detectan propagando esta información hacia el centro de micción de la médula, desencadenando el reflejo medular mediante arco reflejo. Este arco reflejo propaga los impulsos nerviosos desde el centro de micción hacia la pared vesical y al esfínter uretral interno, provocando la contracción y relajación respectivamente, de forma simultánea, dando lugar a la micción[1].

La uretra es un conducto pequeño que se extiende desde el orificio uretral interno hasta el exterior. Su anatomía es diferente en hombres y mujeres, pero en ambos es la vía de salida de la orina desde la vejiga, aunque en los hombres, además también transporta el semen[1].

En las mujeres la uretra se sitúa en la sínfisis del pubis, entre el clítoris y el orificio vaginal externo. La pared está compuesta por una capa mucosa profunda y otra muscular superficial, con fibras en forma circular que continúan con las de la vejiga[1].

En los hombres, también se extiende desde la vejiga hacia el exterior, pero tiene una mayor longitud ya que debe atravesar la próstata, los músculos perineales y el pene hasta desembocar al exterior, por lo que tiene una longitud de 20cm. La uretra masculina también tiene una mucosa profunda y una muscular superficial y se divide en: uretra prostática, uretra intermedia o membranosa (que atraviesa los músculos del periné) y la uretra esponjosa (porción que atraviesa el pene)[1].

2.1.2. APARATO DIGESTIVO.

El aparato digestivo está formado por el tracto gastrointestinal y los órganos accesorios que intervienen de alguna forma en la digestión *(ver Anexo 6 para ver tubo digestivo)*[6].

El tracto gastrointestinal o tubo digestivo comprende los órganos desde la boca, pasando por la faringe, esófago, estómago, intestino delgado e intestino grueso[1].

En los órganos accesorios encontramos los dientes, la lengua, las glándulas salivales, el hígado, la vesícula biliar y el páncreas[1].

Los procesos que se llevan a cabo en el aparato digestivo son: la ingestión de alimentos ya sean líquidos o sólidos, la secreción de sustancias que ayuden a su degradación, mezcla de los alimentos con las sustancias secretadas, y propulsión a través del tubo mediante contracciones musculares de las paredes del tubo, digestión tanto mecánica como química de las sustancias ingeridas, absorción de los nutrientes presentes en los alimentos ingeridos, y defecación de los residuos, material no digerido u otras sustancias, constituyendo las heces[1].

La anatomía y fisiología del aparato digestivo es muy extensa, por lo que nos vamos a ceñir a la parte del tubo digestivo que más implicación tiene en la alteración de la necesidad de eliminar, el intestino grueso; pues es el que recibe todos los productos de deshecho.

El **intestino grueso** es la parte terminal del tubo digestivo, sus funciones son completar la absorción iniciada en porciones anteriores, la producción de ciertas vitaminas, la formación de las heces y su expulsión fuera del cuerpo.

El intestino grueso tiene alrededor de 1,5m de largo y un diámetro de 6,5 cm, extendiéndose desde el íleon (zona distal del intestino delgado) hasta el ano. Podemos distinguir 4 regiones principales que son el ciego, el colon, el recto y el canal anal[1].

Al principio del intestino grueso, se encuentra la válvula ileocecal, que es la que permite el paso de sustancias desde el intestino delgado al grueso. Por debajo de este esfínter se encuentra una pequeña bolsa, el ciego y unido a este, el apéndice vermiforme[1].

El ciego se une a un tubo llamado colon que tiene un tramo ascendente (flexura cólica derecha), transverso (desde la flexura cólica derecha hasta la izquierda), descendente (desde la flexura cólica izquierda hasta la cresta iliaca izquierda) y sigmoideo (que continua desde la cresta iliaca izquierda hasta la 3ª vertebra sacra)[1].

El recto constituye los últimos 20 cm del tubo digestivo, de los que los 2-3 cm terminan con el canal anal[1].

En este canal anal, su orificio externo conocido como ano, posee un esfínter anal interno (involuntario) y otro externo (voluntario) que regulan la evacuación de las heces *(ver Anexo 7 para ver las diferentes partes del colon)*[1].

Haciendo un breve resumen de la histología, el intestino grueso, al igual que el resto del tubo digestivo, posee cuatro capas: mucosa, submucosa, muscular y la serosa[1].

La mucosa posee células absortivas (principalmente agua) y caliciformes (encargadas de lubricar el tubo con moco).

La capa muscular presenta 3 capas, una longitudinal externa y otra circular interna de musculo liso. En la capa longitudinal, existen regiones más gruesas, formando 3 bandas longitudinales, apreciables a simple vista, denominadas tenias. Éstas, están separadas por otras zonas con menor espesor muscular, al carecer del musculo longitudinal[1].

Las contracciones de estas tenias, dan al colon su aspecto fruncido, ya que reúnen al colon en bolsas llamadas haustras[1].

Pasando a la fisiología del intestino grueso, destacaremos la digestión mecánica y la química que se realiza en el mismo, así como el reflejo de defecación[1].

En la digestión mecánica, el paso del quimo desde el íleon al ciego es regulado por la válvula ileocecal. El tránsito de contenido se realiza de forma lenta, excepto después de las comidas, que aumenta la perístasis del íleon y el tránsito de contenido se acelera, hacia el colon ascendente[1].

Cuando el colon ascendente se llena de contenido, comienza un movimiento denominado propulsión haustral, donde las haustras se distienden según se van llenando; y cuando alcanzan cierto grado, las haustras se contraen e impulsan hacia el haustro siguiente. También se produce peristaltismo, y como último movimiento, el peristaltismo en masa, que es una fuerte contracción desde la parte media del colon transverso, expulsando el contenido del colon hacia el recto rápidamente[1].

En la digestión química, se produce el último paso de la digestión que es llevado a cabo por las bacterias presentes en el intestino grueso. Estas fermentan los hidratos de carbono liberando hidrógeno, dióxido de carbono y metano. También degradan las proteínas y la bilirrubina. También se absorben ciertas sustancias como las vitaminas, entre ellas la B y la K[1].

En el reflejo de defecación, tiene un papel principal los movimientos de peristaltismo en masa descritos anteriormente, ya que son los que impulsan el contenido colónico hacia el recto. Cuando la materia se acumula, se produce una distensión del mismo, estimulando los receptores de estiramiento, activando el reflejo de defecación[1].

Los receptores, mediante arco reflejo mandan a la medula espinal la información resultante del estiramiento, y produciendo mediante impulsos motores a través de nervios parasimpáticos, a colon descendente, sigmoideo y al recto y ano[1].

Las contracciones provocan un acortamiento del ano, provocando un aumento de la presión, que junto con las contracciones voluntarias del diafragma y de los músculos abdominales, así como la estimulación parasimpática, provocan la apertura del esfínter anal interno[1].

El esfínter anal externo se controla de forma voluntaria, de manera que si se relaja voluntariamente, se producirá la defecación, y si se contrae, la defecación se pospondrá[1].

2.2. VALORACIÓN DE LA NECESIDAD DE ELIMINACIÓN

El ser humano produce sustancias de deshecho como resultado de su metabolismo, que el organismo debe eliminar para que este siga funcionando correctamente[7].

La eliminación de estas sustancias se realizan, en su mayoría, a través de la orina y las heces, aunque también a través de la piel, la respiración pulmonar y, en el caso de la mujer, la menstruación.

Es importante tener en cuenta, que en situaciones de enfermedad, la fiebre y los vómitos también contribuyen a la eliminación de sustancias del organismo[7].

La valoración de esta necesidad tiene como objetivo el conocer el correcto funcionamiento de la función excretora de la persona, así, como con los datos obtenidos a través de ella, saber si la conducta de la persona satisface sus necesidades de forma adecuada, o por el contrario es necesario educarla para que pueda satisfacer esta necesidad adecuadamente[7].

La valoración es la primera etapa del proceso enfermero, y mediante ella se pretende reunir toda la información posible, de forma organizada, del paciente para así tener una visión completa de sus necesidades y capacidades[8].

Esta etapa comprende la observación, la entrevista y la exploración física:

- Observación:

La observación se hará de forma objetiva y organizada, tratando de obtener información de todas aquellas cosas que puedan ayudarnos en nuestra valoración[8].

- Entrevista:

Durante la entrevista, se tratará de obtener información directamente del paciente, o en caso que no sea posible, de la familia, así como de la historia clínica (ya que es necesario conocer tanto las patologías subyacentes como el plan terapéutico propuesto por el médico)[8,9].

En primer lugar, será necesario valorar, la edad del paciente, los hábitos nutricionales, de hidratación, y de vida en general, así como valorar el estado de conciencia del paciente.

También deberemos valorar, otras patologías como la diabetes mellitus, problemas neurológicos, alguna cirugía o procedimientos con radioterapia, existencia de prolapsos y en el caso de las mujeres, número de partos, instrumentalización de los mismos, desgarros… ya que influyen de manera directa en esta necesidad[10].

Además, también será imprescindible realizar la valoración de cada vía de eliminación de forma más exhaustiva para conocer los patrones de eliminación del paciente:

    - Valoración eliminación urinaria[7,9]
        o Hábito de micción normal o variación del mismo, tanto en cantidad como frecuencia.

o   Sensación al miccionar.
o   Características de la orina como (color, olor, consistencia, presencia de elementos anormales).
o   Presencia de alteraciones: incontinencia, urgencia urinaria, poliuria, nicturia.
o   Cantidad de líquidos que ingiere el paciente al día.
o   Hábitos del paciente que le ayudan o dificultan la micción.
o   Recursos utilizados por el paciente: absorbentes, sondas…

- Valoración eliminación fecal[7,9]

o   Hábito de la defecación normal o variación del mismo, tanto en cantidad como en frecuencia.
o   Sensación al defecar.
o   Características de las heces (color, consistencia, olor o presencia de sustancias extrañas como sangre, moco o pus).
o   Presencia de alteraciones: diarrea o estreñimiento, y los problemas derivados como la distensión abdominal, irritación del ano…
o   Valorar la posible ingesta de fármacos que puedan modificar el color de las heces.
o   Hábitos del paciente que le ayudan o dificultan la defecación (laxantes).
o   Hábitos alimentarios del paciente.
o   Valorar la posible presencia de agentes estresores psicológicos, los hábitos de vida (actividad física, tiempo empleado en el aseo…)

- Valoración eliminación por otras vías corporales[9]:

o   Frecuencia (el periodo) de la menstruación y la cantidad.
o   Características de la propia menstruación: color, consistencia, olor extraño, dolor…
o   Hábitos de la paciente que ayudan a calmar el dolor.
o   Menopausia: valorar síntomas en la paciente.
o   Valorar la sudoración del paciente.
o   Valorar otras pérdidas de líquidos: pérdidas insensibles, vómitos, drenajes, hemorragias…

- Exploración física:

Además de los datos obtenidos anteriormente a través de la entrevista, para realizar una valoración de enfermería completa hay ciertos aspectos que solo se pueden abordar mediante la exploración, ya que precisan la valoración por parte del profesional.

Es muy importante tener en cuenta que antes de realizarla, debemos de informar al paciente en que consiste lo que vamos a realizar.

La exploración se le realizará mediante la inspección, auscultación, palpación y percusión de forma ordenada[8].

Atendiendo a la necesidad de eliminación, prestaremos especial atención a:

- Abdomen: Comprobaremos simetría, distensión abdominal, ruidos intestinales...
- Recto y ano: Buscaremos signos de irritación, fisuras, hemorroides...
- Piel y mucosas: Valorar grado de hidratación, si hay sudoración profusa.
- Meato urinario: Comprobar si existen signos de inflamación o exudado.
- Vejiga: Valorar si hay globo vesical.
- En el caso de las mujeres, comprobar la existencia de metrorragia.

La profundidad de la valoración dependerá de la sintomatología del paciente, no siendo siempre obligatorio realizar un examen tan minucioso.

- Aspectos psicológicos:

Es necesario tener presente que los pacientes que sufren alguna disfunción en la eliminación urinaria o fecal, llevan consigo repercusiones psicológicas importantes, por lo que no hay que olvidar, como función básica de la enfermera, el cuidado en esta esfera del paciente[7].

Generalmente, los pacientes tienen sentimientos de vergüenza o de ansiedad, debido a que pierden, dependiendo de la magnitud de la alteración, parte de su independencia, conllevando a la disminución de su autoestima[7].

Es por esto, que la enfermera, en su acción como cuidadora, debe mostrarse comprensiva y brindarle apoyo explicándole lo que está ocurriendo, enseñarle técnicas para manejar su problema, así como darle herramientas para afrontar la situación.

También es importante que, cuando sea necesario ofrecer al paciente la cuña, la botella o realizar el cambio de absorbente o ropa de cama, la enfermera evite mostrar signos de turbación, pena o ansiedad; así como intentar que la conversación con el paciente acerca de la alteración que sufre, sea fluida y positiva, ya que así avanzaremos mucho en la comodidad del paciente con respecto a su situación y facilitaremos su abordaje[7].

Esto es indispensable que la enfermera lo trabaje con el paciente, ya que las alteraciones psicológicas tienen repercusiones sistémicas que pueden empeorar la situación del paciente, como por ejemplo la alteración de la motilidad del tubo intestinal que provoca acumulación de gases con la consiguiente distensión abdominal[7].

- Herramientas útiles para valorar la necesidad de eliminación:

A la hora de realizar la valoración, además de la entrevista que le realizaremos al paciente y de la información que obtendremos de la historia clínica y la exploración física, los enfermeros disponemos de diversos cuestionarios, test e índices que nos aportan información útil a la hora de plantear las intervenciones que realizaremos en el plan de cuidados del paciente con alguna alteración en la necesidad de eliminación[9]:

-Para comenzar, lo haremos con cuestionarios válidos para la población general, que nos ayuden a discernir el grado de autonomía para las actividades básicas de la vida diaria que tiene nuestro paciente[9,10]. Podemos recurrir a dos test que son, el índice de Barthel *(ver Anexo 8)[11]* y el índice de Katz *(ver Anexo 9)[11]*.

-El test de Pfeiffer también nos será útil, pues nos aporta información sobre el grado de deterioro cognitivo que puede tener el paciente *(ver Anexo 10)[9,11]*.

-El cuestionario de valoración de incontinencia urinaria, nos ayuda a diferenciar entre, incontinencia urinaria de esfuerzo o de urgencia en mujeres *(ver Anexo 11)[9,11]*, o entre incontinencia urinaria de urgencia o por obstrucción prostática en hombres *(ver Anexo 12)[9,11]*.

-El diario miccional nos ofrece información más precisa y fiable que el simple recuerdo del paciente. Es un instrumento barato y de bajo riesgo, además de ser muy fácil de completar para el paciente, lo que ayuda a que estos lo consideren beneficioso para su cuidado.

-Estos diarios ayudan al profesional sanitario a la diferenciación del diagnóstico, por lo que ayuda a realizar un buen tratamiento específico; así como también ayudan al paciente pues identifican sus hábitos urinarios y síntomas que se desencadenan.

-Así mediante el registro de la cantidad de micciones y pérdidas de orina así como su intensidad, frecuencia, el tipo de absorbentes utilizados, la ingesta diaria de líquidos…, nos ofrece buena información acerca de la dinámica de micción y de las pérdidas de orina *(Ver Anexo 13)*[12,13].

3 DIAGNÓSTICOS

Una vez recogidos todos los datos necesarios mediante la entrevista, la exploración física, y realizados los cuestionarios, índices y test, podremos enunciar nuestros diagnósticos enfermeros y establecer nuestro plan de cuidados, asignándole a cada uno de ellos los objetivos e intervenciones más adecuados a las necesidades de cada paciente.

3.1. ETIQUETAS DIAGNÓSTICAS.

Las etiquetas diagnósticas de la necesidad de eliminar se encuentran en el Dominio 3 de la NANDA I, donde se incluyen los diagnósticos de eliminación e intercambio[14].

Entendemos por eliminación e intercambio la secreción y excreción de los productos de deshecho del organismo.

En la Clase I encontraremos las etiquetas diagnósticas de la función urinaria, que incluye el proceso de secreción, reabsorción y excreción de orina.

Aquí se recogen todas aquellas alteraciones que producen un funcionamiento anormal de la eliminación urinaria, como la disuria, nicturia, retención urinaria o la incontinencia urinaria; trastornos que provocan cierto grado de malestar psicológico en aquellas personas que lo sufren o complicaciones orgánicas, por lo que es importante tenerlos presente en el caso de que nuestro paciente sufriera alguna de estas para así realizar un buen diagnóstico con las intervenciones más adecuadas y evitar problemas mayores.

También cabe destacar la inclusión de la etiqueta disposición para mejorar la eliminación urinaria ya que si el paciente presenta una alteración modificable o que pueda ser mejorada mediante las acciones en su vida cotidiana mediante la adquisición de conocimientos o modificación de la conducta frente a su situación, debemos incluirlo en su plan de cuidados para así valorar la independencia que va logrando a lo largo de nuestra intervención.

- Deterioro de la eliminación urinaria (00016).

Definición: Disfunción en la eliminación urinaria.

- Disposición para mejorar la eliminación urinaria (00166).

Definición: Patrón de la función urinaria para satisfacer las necesidades de eliminación que puede ser reforzado.

- Incontinencia urinaria de esfuerzo (00017).

Definición: Pérdida súbita de orina al realizar actividades que aumentan la presión intraabdominal.

- Incontinencia urinaria funcional (00020).

Definición: Incapacidad de una persona, normalmente continente, para llegar al inodoro a tiempo de evitar la pérdida involuntaria de orina.

- Incontinencia urinaria por rebosamiento (00176).

Definición: Pérdida involuntaria de orina asociada a una sobredistensión de la vejiga.

- Incontinencia urinaria refleja (00018).

Definición: Pérdida involuntaria de orina a intervalos previsibles cuando se alcanza un volumen vesical determinado.

- Incontinencia urinaria de urgencia (00019).

Definición: Emisión involuntaria de orina poco después de sentir una sensación intensa o urgencia de orinar.

- Riesgo de incontinencia urinaria de urgencia (00022).

Definición: Vulnerable a sufrir una emisión involuntaria de orina poco después de sentir una sensación intensa de urgencia miccional, que puede comprometer la salud.

- Retención urinaria (00023).

Definición: Vaciado incompleto de la vejiga.

En la Clase 2 encontramos los diagnósticos enfermeros relacionados con la función gastrointestinal.

El manejo de estas etiquetas diagnósticas es necesario, pues la existencia de cualquiera de las que se exponen provocan alteraciones orgánicas importantes, ya sea por exceso o defecto de eliminación, pero también psicológicas por la pérdida involuntaria del control sobre el propio cuerpo, por lo que la figura de enfermería debe abordar estos problemas con las intervenciones adecuadas a cada situación y a cada paciente.

- Diarrea (00013).

Definición: Eliminación de heces líquidas, no formadas.

- Estreñimiento (00011).

Definición: Disminución de la frecuencia normal de defecación, acompañada de eliminación dificultosa o incompleta de heces y/o eliminación de heces excesivamente duras y secas.

- Estreñimiento funcional crónico (00235)..
Definición: Evacuación infrecuente o difícil de heces, mantenida al menos durante tres de los doce meses previos.

- Estreñimiento subjetivo (00012).
Definición: Autodiagnóstico de estreñimiento acompañado de abuso de laxantes, enemas y/o supositorios para asegurar una defecación diaria.

- Riesgo de estreñimiento (00015).
Definición: Vulnerable a sufrir una disminución en la frecuencia normal de defecación acompañada de eliminación dificultosa o incompleta de heces, que puede comprometer la salud.

- Riesgo de estreñimiento funcional crónico (00236).
Definición: Vulnerable a sufrir evacuación infrecuente o difícil de heces, mantenida durante tres meses en un año, que puede comprometer la salud.

- Incontinencia fecal (00014).
Definición: Cambio en los hábitos de eliminación fecal normales que se caracteriza por la eliminación involuntaria de heces.

- Motilidad gastrointestinal disfuncional (00196).
Definición: Aumento, disminución, ineficacia o falta de actividad peristáltica en el sistema gastrointestinal.

- Riesgo de motilidad gastrointestinal disfuncional (00197).
Definición: Vulnerable a sufrir un aumento, disminución, falta de actividad peristáltica, o actividad peristáltica ineficaz, del sistema gastrointestinal, que puede comprometer la salud.

CLASE 3: Función tegumentaria.
Actualmente no hay diagnósticos enfermeros para esta función.

CLASE 4: Función respiratoria.
Importante incluir esta etiqueta, ya que la alteración en el intercambio de gases, tiene repercusión en la cantidad de agua eliminada por los pulmones a través de la ventilación, y por lo tanto influye en el balance hídrico del paciente.

- Deterioro del intercambio de gases (00030).

Definición: Exceso o déficit en la oxigenación y/o eliminación de dióxido de carbono en la membrana alvéolo-capilar.

Además de las etiquetas diagnósticas incluidas en el dominio 3, se han incluido otras etiquetas que pensamos están relacionadas de forma muy estrecha con la necesidad de eliminación, entre estas podemos encontrar: el déficit de autocuidado: uso del inodoro y el riesgo de desequilibrio electrolítico, ya que la primera puede ser la causa de algunas etiquetas nombradas anteriormente, por lo que con nuestras intervenciones podremos realizar alguna intervención que modifique este déficit. Y la segunda podría ser la consecuencia de las etiquetas anteriormente citadas, por lo que con nuestras intervenciones en colaboración con el personal médico, podríamos evitar que esta etiqueta de riesgo, se transformase en una etiqueta real de desequilibrio electrolítico a consecuencia de diarrea, vómitos... que estuviera sufriendo el paciente en concreto.

- Déficit de autocuidado: uso del inodoro (00110).

Definición: Deterioro de la capacidad para realizar o completar por uno mismo las actividades de evacuación.

- Riesgo de desequilibrio electrolítico (00195).

Definición: Vulnerable a cambios en los niveles de electrólitos séricos, que pueden comprometer la salud.

4 URINARIA

La vejiga tiene dos funciones principales que son almacenar y excretar orina, para lo que se requiere de una compleja interacción entre el músculo detrusor de la misma, que provoca contracciones, y el esfínter uretral, cuya presión de cierre evita la salida de la orina. Ambos se encuentran inervados y controlados por el sistema nervioso visceral (simpático y parasimpático) y somático[15,16].

Durante el almacenamiento vesical, la presión de cierre del esfínter vesical debe superar la presión ejercida por el músculo detrusor de la vejiga. Es importante tener en cuenta, que cualquier aumento de la presión intraabdominal, se traducirá en un aumento de la presión en la vejiga y en la uretra[15,16].

Para conseguir una micción normal, la presión de cierre del esfínter debe disminuir y la de las contracciones de la vejiga aumentar[16].

Así cualquier trastorno en el músculo detrusor o en el tracto de salida, provocarán un cuadro de incontinencia que se podrá clasificar en función del área que se encuentre afectada.

4.1. FACTORES DE RIESGO

Existen varios factores de riesgo para la incontinencia urinaria, algunos de los cuales están relacionados directamente con el sexo del paciente, y otros, afectan de forma indistinta a ambos sexos.

Los factores de riesgo generales para la incontinencia urinaria son:

- La edad, ya que el riesgo va aumentando con los años, en mujeres a partir de 65, y en los hombres, a partir de 60[17].
- Problemas neurológicos, donde podemos destacar patologías que van a tener una relación directa con la incontinencia, como son: Accidente cerebrovascular, Enfermedad de Parkinson, Enfermedad

de Alzheimer, lesión medular, Esclerosis múltiple…[17]

- Otras enfermedades que guardan relación con la incontinencia urinaria son la diabetes, la obesidad, tos crónica, tabaquismo, insuficiencia cardiaca y tumores malignos de la zona uretral[17].

Atendiendo específicamente al sexo, podemos señalas los siguientes factores de riesgo:

- En mujeres los embarazos y partos vaginales, son factores de riesgo importantes, sobre todo si han sufrido de prolapso uterino; así como la restitución estrogénica vía oral. También cabe destacar las mujeres que han sufrido una histerectomía o practican ejercicio físico de impacto[17,18].

- En los hombres cabe destacar la edad avanzada, los síntomas de las vías urinarias inferiores, las infecciones, las intervenciones quirúrgicas prostáticas o que han sufrido tratamiento de radioterapia[17,18].

4.2. TIPOS DE INCONTINENCIA

Si bien las enfermeras no vamos a diagnosticar el tipo de incontinencia, sí que debemos saber las características de cada tipo y como se llega a la conclusión diagnóstica para así poder elaborar todo un plan de cuidados adecuado a cada paciente y al tipo de incontinencia que padece:

- Incontinencia de esfuerzo: Es la fuga involuntaria de orina al realizar algún tipo de esfuerzo como el estornudar, coger peso o toser, que elevan la presión intraabdominal siendo más alta que la del suelo pélvico y la del esfínter uretral. Este tipo de incontinencia se caracteriza por una fuga de orina momentánea que cede una vez desaparece el agente estresor que produjo el aumento de la presión intraabdominal.

Es más común en las mujeres, y se asocia a partos vaginales, estreñimiento, concentraciones bajas de estrógenos, obesidad, ejercicio físico de impacto[15,17].

- Incontinencia de urgencia: Es la fuga de orina acompañada o inmediatamente precedida por un deseo repentino de orinar y que no puede ser evitado ni aplazado. Forma parte de un conjunto de síntomas conocido como Síndrome de vejiga hiperactiva[15].

Estos síntomas son sugestivos de la hiperactividad del detrusor, pero también puede resultar de la retención urinaria y de otras formas de disfunción uretrovesical[15].

- Incontinencia mixta: Se da cuando la fuga involuntaria de orina está asociada con la urgencia y el esfuerzo[15].

• Incontinencia por rebosamiento: Tiene su origen en la complicación de la retención urinaria. Cuando la vejiga no puede vaciarse completamente y se sobredistiende, puede producir una pérdida de orina frecuente o continua.

La retención urinaria puede resultar tras una cirugía abdominal o pélvica, de hiperplasia de próstata, estreñimiento, embarazo, distintos fármacos o por deterioro neurológico del paciente.

Los pacientes con incontinencia por rebosamiento a menudo sienten urgencia urinaria, un aumento de la frecuencia, pequeñas pérdidas de orina, disminución del flujo de orina y nicturia[15].

• Incontinencia refleja: Es una fuga de orina originada por un daño neurológico, enfermedad o una anomalía congénita que tienen como resultado final el fracaso de la función vesical, ya sea el almacenaje, el vaciamiento o ambos[15].

Se asocia con la urgencia y la frecuencia, el vaciado incompleto de la vejiga, infecciones del trato urinario y la pérdida del contenido completo de la vejiga, pero esto puede variar[15].

• Incontinencia funcional: Este tipo de incontinencia no tiene origen orgánico y está asociada a factores orgánicos o físicos que influyen en la capacidad de la persona para alcanzar o usar el inodoro de forma efectiva[15].

Está asociada a un deterioro de la movilidad o la destreza, demencia o deterioro cognitivo, confusión, visión deficiente, cambios en el entorno, así como la hospitalización o la institucionalización[15].

• Incontinencia total: Es la falta completa de control sobre la micción, ya sea por pérdida constante o de forma periódica no controlada de orina[19].

• Enuresis nocturna: Es la fuga involuntaria de orina durante la noche y puede estar asociada a vejiga hiperactiva, ciertos fármacos y la apnea del sueño[15].

4.3. TRATAMIENTO

Existen múltiples alternativas terapéuticas en función del tipo de incontinencia urinaria ya que cada una de ellas responde a un mecanismo fisiopatológico. Así existen diferentes mecanismos para tratar cada una de ellas, por ejemplo las terapias conductuales y el biofeedback sería una buena elección en caso de incontinencia urinaria de esfuerzo o en la vejiga hiperactiva (incontinencia de urgencia), mientras que la elección quirúrgica sería adecuada en la vejiga neurogénica. Del mismo modo, en la incontinencia mixta, sería necesario el uso de varias terapias combinadas.

A continuación se presenta un resumen de las terapias más utilizadas en el tratamiento de la incontinencia, incluyendo aquellas en las que la enfermera tiene una acción independiente como en las que colabora con otros profesionales (médicos, fisioterapeutas...).

- Modificación de los factores influyentes y hábitos de vida:

En este apartado incluiríamos cambios en el estilo de vida como reducir la ingesta de bebidas excitantes como el café o el té, reajustar la ingesta de líquidos (ya que hay pacientes que intentan controlar la incontinencia mediante la deshidratación) y repartirla durante el día de manera que se disminuya la cantidad por la noche y aumentar la cantidad de fibra con el fin de evitar el estreñimiento[17,20].

También haremos recomendaciones para la pérdida de peso, ya que la obesidad es un factor de riesgo, así como alentaremos a la práctica de ejercicio físico, haciendo hincapié en evitar los ejercicios que tengan un alto impacto sobre el suelo pélvico, como los abdominales, o saltos, ya que lo debilitan y favorecen la incontinencia de esfuerzo. Y, aunque no hay evidencia de que el dejar de fumar mejores los síntomas de incontinencia, daremos consejos para que los pacientes lo logren[17,20].

Evitaremos el uso de catéteres permanentes en los casos en los que no estén indicados, retirándolos cuando ya no son necesarios.

Facilitaremos la continencia realizando la modificación del entorno, como aconsejándole que utilice ropa con cierres que garanticen su retirada de forma sencilla, eliminando barreras en el trayecto hacia el aseo, o proporcionándole un ambiente seguro, con luces y dispositivos de ayudar para la deambulación[17].

- Terapias conductuales:

Además de los cambios en los hábitos de vida descritos anteriormente, se añaden otras que utilizan el mecanismo del ciclo miccional para reeducar a nuestro paciente. Se incluyen el reentrenamiento vesical, la micción cronometrada, el refuerzo positivo, el entrenamiento de hábitos y la indicación de micción inmediata en relación al deseo miccional[16].

Estas técnicas utilizan dispositivos o diarios que determinan el momento de la contracción vesical y uretral para ayudar al paciente a controlar los músculos responsables de dicha contracción, las sensaciones que preceden a la micción y así mejorar la continencia.

También se utilizan la estimulación eléctrica con electrodos de superficie o la magnética, pero ninguna de las dos han demostrado eficacia en su uso[20].

- Rehabilitación del suelo pélvico:

Esta terapia tiene mucha importancia en el tratamiento de la incontinencia urinaria, pues ha demostrado un alto porcentaje de éxito. El entrenamiento del suelo pélvico consiste en la hipertrofia de las fibras musculares del mismo, de manera que se tiene mayor conciencia del músculo y se aumenta la fuerza del tejido conectivo[21] de esta manera mejoramos la incontinencia de esfuerzo tanto en mujeres como en hombres tras prostatectomía[20].

Es aquí donde incluimos los ejercicios de Kegel, estos ejercicios fortalecen la musculatura del suelo pélvico y pueden hacerse tanto de forma preventiva como terapéutica[22].

Lo primero que debemos enseñar a la paciente es la identificación de los músculos del periné, para ello le recomendaremos que coloquen el dedo índice, previamente lubricado en la vagina o el ano, y primero aprieten los músculos del abdomen, para identificar qué sensación no deben sentir. Del mismo modo, una vez relajados los músculos abdominales, tendrán que hacer fuerza con la vagina como si intentaran cerrarla y con el ano como si quisieran retener gases o una defecación, estos son los ejercicios básicos[23,24].

Se recomienda hacer este ejercicio unas 15 veces al día durante 6 - 8 semanas, además podemos recomendar el intentar cortar el chorro de orina, al menos una vez al día, lo que aumentará el control sobre los músculos perineales[23,24].

- Tratamiento farmacológico:

Está indicado en la incontinencia de urgencia y de esfuerzo, en vejiga hiperactiva y en trastornos esfinterianos.

Los fármacos están dirigidos al mecanismo miccional, es decir, a la fase de continencia, mejorando el tono del esfínter, disminuyendo el tono del esfínter y/o mejorando la contractilidad del músculo detrusor. O a la fase de vaciado vesical, facilitando la contracción del músculo detrusor y/o disminuyendo la resistencia uretral[16].

Los fármacos más utilizados son los que afectan a la primera fase, entre los que destacaremos los anticolinérgicos, otros de acción mixta como la tolterodina o la oxibutinina que tienen un efecto relajante muscular anticolinérgico, algunos fármacos antidepresivos y el diltiazem, bloqueador de los canales de calcio[16,20].

Tienen en común que son medicamentos seguros, de manera que pueden ser utilizados tanto en pediatría como en la población geriátrica. Sin embargo, tienen efectos secundarios como la sequedad de boca y de mucosas en general, que dificultan la total adhesión por parte de los pacientes[16,20].

Recientemente, se está utilizando la duloxetina, que actúa de forma específica provocando el cierre esfinteriano, por lo que es muy útil en la incontinencia urinaria de esfuerzo y en la incompetencia esfinteriana[16,20].

- Tratamiento quirúrgico:

Dependiendo del tipo de incontinencia, y de la causa que lo provoque, podrán aplicarse diferentes alternativas de tratamiento quirúrgico.

Si existen alteraciones en la acomodación vesical o hiperactividad del detrusor, que no hayan podido ser solucionadas con las terapias anteriores, se aplica una técnica muy clásica llamada enterocistoplastia o ampliación vesical[16].

En el caso de incontinencia urinaria de esfuerzo, se utilizan técnicas de suspensión del cuello vesical y de la uretra. El resultado suelen ser bueno a corto plazo, pero no es igual a largo plazo, ya que se presenta un grado de deterioro en la curación, por lo que actualmente se recomienda la utilización de cintas suburetrales, que es la colocación de una malla en la uretra media presentando una tasa de curación muy alta, aunque no exenta de complicaciones[16].

Cuando ninguna de las terapias anteriormente expuestas surten efecto, es necesario recurrir a elementos paliativos que mejoren en cierta medida la calidad de vida del paciente, como son los absorbentes, los colectores de orina, el sondaje vesical...

4.4 DISPOSITIVOS URINARIOS Y CUIDADOS EN LA NECESIDAD DE ELIMINACIÓN

Cuando se produce un deterioro en la eliminación urinaria, es necesario aplicar una serie de cuidados y técnicas enfermeras dirigidos a mejorar el estado del paciente.

- Medición y control de la diuresis[25,26,]:

Mediante esta técnica podremos cuantificar la cantidad de orina eliminada por el paciente, determinar y valorar las características de la orina, así como conocer el grado de hidratación del paciente.

- Precauciones:
  o Registrar correctamente las ingestas y micciones a lo largo del día, así como las características de la orina indicando fecha y hora.
  o Realizar un correcto lavado de manos antes de llevar a cabo el procedimiento.
  o Colocar las bolsas recolectoras de orina por debajo del nivel de la vejiga del paciente, para evitar el reflujo de orina, y correctamente insertado en su soporte.
  o Así mismo, vaciar las bolsas de drenaje con regularidad (llenas a 2/3 de su capacidad) para evitar el reflujo de orina, ya que favorecen la contaminación del catéter y la

consecuente infección de orina.
o Utilizar un sistema de drenaje cerrado y con una válvula antirreflujo.
o No tomar nunca las muestras para analítica desde la bolsa colectora, ya que puede estar contaminada.

- Personal necesario:
o Enfermera y/o auxiliar de enfermería.

- Material:
    o Bolsa colectora de orina.
    o Pañal (adulto o pediátrico).
    o Cuña o botella.
    o Guantes desechables.
    o Recipiente graduado.
    o Registros de enfermería.

- Procedimiento de la técnica:
    o Informar al paciente de la necesidad de controlar la diuresis, y pedir su colaboración y la del familiar, para no orinar en el WC.
    o Establecer un plan de cuidados para registrar la cantidad de orina por turnos.
    o Preservar la intimidad del paciente.
    o Realizar higiene de manos con jabón o con una solución hidroalcohólica.
    o Colocarse guantes.
    o Medir la diuresis vertiendo la orina de la botella o cuña en un recipiente graduado.
    o Observar las características de la orina (olor, color y cantidad).
    o En niños que no controlan esfínteres se realizará la técnica del doble pesado, pesando primero el pañal en seco, luego en mojado y restar el mojado al seco.
    o Si el paciente es portador de una sonda vesical, mediremos directamente la diuresis en la bolsa de drenaje y la vaciaremos utilizando la bolsa de drenaje. Si no es posible medirla en la bolsa (<200ml), utilizar una copa graduada.
    o Recoger el material.
    o Lavarse las manos.
    o Registrar en la gráfica de enfermería, anotando

también las incidencias si las hubiese.

- Colocación y retirada del orinal tipo botella[25,27]:

Se trata de la colocación y retirada de un dispositivo urinario en pacientes masculinos mediante la introducción del pene en el mismo, con el objetivo de facilitar la eliminación de la orina, cuando el paciente, por indicación médica o por las características de su patología, no puede hacer uso por sí mismo del WC.

- Precauciones:
  o Hay que realizar cuidados de la piel, incluida la higiene de la región del escroto y del pene para evitar infecciones y lesiones en la piel.
  o Valorar el nivel de movilidad, para indicar la utilización de este tipo de orinal.
  o Facilitar el uso del orinal en privado, y estar disponibles a la hora de la retirada, para evitar la incomodidad del paciente.
  o Establecer conversaciones con los pacientes y familiares siempre de modo respetuoso, sobre todo cuando ocurra un episodio de incontinencia.

- Personal necesario:
  o Enfermera y/o auxiliar de enfermería.

- Material:
  o Empapador de cama.
  o Guantes no estériles.
  o Orinal tipo botella.
  o Recipiente graduado.
  o Jabón neutro, esponja y una palangana (si fuese necesario).
  o Papel higiénico.
  o Registros de enfermería.

- Procedimiento:
  o Realizar lavado de manos higiénico
  o Preparar el material y colocarse los guantes.
  o Preservar la intimidad del paciente, y pedir su colaboración y la del familiar si fuese necesaria.
  o Valorar el grado de dependencia del paciente y solo proporcionar la ayuda que este necesite.
  o Colocar un empapador si el paciente se encuentra

encamado.
o Si el paciente lo necesita, se colocará la botella introduciendo el pene y se sujetará hasta que finalice la micción.
o Si fuese necesaria la medición de diuresis, utilizar una copa graduada y desechar la orina en el WC.
o Retirar la botella y llevarla al lugar destinado a su limpieza.
o Facilitar el papel higiénico, o si fuese necesario ayudar con la limpieza con agua y jabón neutro.
o Si se ha mojado el empapador, cambiarlo y comprobar que la ropa de cama está seca.
o Ayudar al paciente con la higiene de manos y colocarlo en una posición cómoda.
o Recoger el material, retirarse los guantes y realizar lavado de manos.
o Observar la cantidad, características, de la hora, y registrarlo adecuadamente en la gráfica.

- Colocación y retirada de la cuña[25,28]:

Se trata de la colocación y retirada del orinal tipo cuña que el paciente pueda realizar eliminación fecal, y la urinaria en mujeres.

- Precauciones:
  o Realizar el cuidado perineal tanto en hombres como en mujeres.
  o Valorar el nivel de movilidad y dependencia del paciente y proporcionar ayuda.
  o Facilitar la higiene de manos en el paciente.
  o Facilitar los equipos de transferencia por si el paciente pudiese y/o quisiese utilizar el WC, preservando siempre la intimidad y garantizando la seguridad.

- Personal necesario:
  o Enfermera, auxiliar de enfermería y celador.

- Material:
  o Cuña.
  o Recipiente graduado.
  o Guantes no estériles.
  o Papel higiénico.
  o Agua, jabón neutro y palangana.

- o Empapador.
- o Registros de enfermería.
- Procedimiento:
  - o Evaluar el nivel de dependencia del paciente para su autocuidado.
  - o Informar bien al paciente y su familiar sobre el procedimiento, y en el caso que sea posible, animar a utilizar el WC.
  - o Preparar el material necesario y realizar higiene de manos.
  - o Solicitar su ayuda y la del familiar si es necesario.
  - o Preservar la intimidad del paciente.
  - o Colocarse los guantes y colocar la cuña.
  - o En pacientes con movilidad:
    - Colocar al paciente en decúbito supino con la cabecera de la cama elevada.
    - Retirar las sabanas superiores.
    - Pedir al paciente que flexione las rodillas y levante la cadera para poder colocar la cuña bajo los glúteos bien centrada.
  - o En pacientes sin movilidad:
    - Colocar la cama del paciente en posición horizontal y retirar las sábanas.
    - Poner al paciente en decúbito lateral y colocar la cuña bajo las nalgas y girar al paciente sujetando la cuña.
    - Asegurarnos que sigue bien centrada.
    - Levantar la cabecera de la cama, si no existe contraindicación.
  - o Cubrir bien al paciente con la sábana superior para preservar su intimidad.
  - o Proporcionar papel higiénico.
  - o Realizar higiene perineal en caso de que fuese necesario.
  - o Retirarse los guantes y lavarse las manos.
  - o Proporcionar el tiempo necesario y dejar el timbre al alcance del paciente.
  - o Una vez terminado, retirar la cuña y valorar las características y cantidad de orina o deposición.
  - o Llevar la cuña al lugar indicado para su limpieza.
  - o Ayudar con la limpieza de los genitales si fuese necesario.
  - o Ayudar, si el paciente lo precisa, a colocarse la ropa

interior.

o Dejar al paciente en una posición cómoda.

o Observar si es necesario el cambio de empapador o de las sábanas.

o Realizar la limpieza de la cuña.

o Recoger el material.

o Quitarse los guantes y proceder al lavado de manos.

o Registrar la cantidad y las características de la orina y/o heces en la gráfica.

• Colocación y mantenimiento del colector urinario[25,29]:

Esta técnica consiste en colocar un colector externo, tipo condón, en el pene para facilitar la evacuación de la orina en pacientes con incontinencia, pero que mantienen la capacidad de vaciar la vejiga por completo y de forma espontánea. De esta manera evitaremos los efectos secundarios de la pérdida de orina y mejoraremos la calidad de vida del paciente.

- Precauciones:

    o A pesar de que es más cómodo y seguro que la sonda vesical, ya que no provocan infecciones de orina, tienen efectos secundarios como las lesiones en la piel.

    o No debemos utilizarlos en los pacientes con incontinencia urinaria por rebosamiento o con infección del tracto urinario.

    o Existen colectores de varios materiales: silicona, látex o material autoadhesivo, por lo que tenemos que tener en cuenta la existencia de alguna alergia por parte de nuestro paciente, ya que pueden dar lugar a edemas y eritemas.

    o Elegir el tamaño correcto según el diámetro del pene del paciente, ya que si éste es mayor, se producirán escapes de orina o será más fácil que el colector se caiga, y si es más pequeño ejercerá más presión de la cuenta.

    o Evitaremos la acumulación de orina en el colector, para evitar infecciones, lesiones en la piel… por lo que lo vaciaremos cuando esté a 2/3 de su capacidad o menos.

    o Evitar la posible tracción, retorcer el colector, arrancarlo…

    o El paciente no debe utilizar el colector durante largos periodos de tiempo de una forma ininterrumpida, por lo que se deberá retirarlo y realizar la higiene y los cuidados adecuados a la piel del pene.

- Personal necesario:
  o Enfermera y auxiliar de enfermería.

- Material:
  o Guantes no estériles.
  o Palangana con agua, jabón neutro, esponja y toalla.
  o Empapador.
  o Bolsa para residuos.
  o Equipo del colector urinario: funda del tamaño adecuado al paciente y banda elástica adhesiva si es necesaria.
  o Bolsa colectora con tubo de drenaje.
  o Soporte para la bolsa si el paciente estuviese encamado.
  o Bolsa de orina con sujeción a la pierna.
  o Registros de enfermería.

- Procedimiento:
  o Informar al paciente sobre el procedimiento y pedir la colaboración del paciente.
  o Valorar el tipo de incontinencia del paciente, y si está indicado el uso de este tipo de dispositivos.
  o Inspeccionar la piel del pene y el meato en busca de cualquier lesión en la piel.
  o Comprobar si existen alguna alergia al material del colector.
  o Preparar el material necesario.
  o Preservar en todo momento la intimidad del paciente.
  o Colocar al paciente en decúbito supino con la cabecera ligeramente elevada.
  o Colocar el empapador bajo los glúteos, y realizar la higiene del pene y secando sin friccionar, ya que la piel debe estar seca. Recortar el vello púbico si fuese necesario.
  o Valorar el tamaño de colector que necesita el paciente.
  o Colocar el colector urinario:
    ▪ Seguir las indicaciones del fabricante.

- Si el colector fuera demasiado largo, recortarlo para que no se enrolle y ejerza demasiada presión en la base del pene.
- Aplicar el adhesivo 2 o 3 cm por detrás del glande, y deben quedar otros 2 o 2,5 cm entre el glande y el final del colector.
- Sujetar el pene con la mano no dominante y con la mano dominante, extender el colector sobre el cuerpo del pene hacia la base, dejando así la distancia descrita anteriormente entre el glande y el final del colector.
- Verificar que no existe reacción alérgica al material.

o Conectar el colector a la bolsa de orina y fijarla, bien a la cama si el paciente está encamado o a la pierna, si el paciente puede caminar.

o Ayudar al paciente a vestirse.

o Recoger el material.

o Quitarse los guantes y lavarse las manos.

o Registrar bien en la gráfica: fecha y hora del procedimiento, el tipo de colector, tamaño, las incidencias que hayan podido ocurrir y la respuesta del paciente.

o Enseñar al paciente y al cuidador familiar:
  - Como se aplica el colector urinario.
  - Por qué es importante eliminar o recortar el vello púbico.
  - Los cuidados que precisa, incluyendo la higiene de la zona y la necesidad de mantener el sistema de drenaje de forma adecuada a fin de evitar o reducir al mínimo las infecciosas de la vía urinaria.
  - No retorcer el colector o la bolsa de orina.

o Cuidados y mantenimiento del colector:
  - Observar a los 30 minutos de la colocación del colector para verificar su correcto funcionamiento, el estado de la piel del pene (como es inflamación, eritema, decoloración...), y posteriormente, cada 4 horas.
  - Medir la diuresis cada turno o cuando la bolsa esté llena los 2/3 de su capacidad.

- ▪ Retirar el colector cada 24 horas para dejar descansar la piel, realizar la higiene y valorar el estado de la piel del pene.
- ▪ Retirar los restos de adhesivo, si es que se utilizan con un disolvente adecuado.

- Sondaje vesical. Inserción, mantenimiento y retirada[7,30,31]:

El sondaje vesical es una técnica invasiva que consiste en introducir una sonda hasta la vejiga a través del meato urinario, de manera que establecemos una vía permanente, temporal o intermitente, desde la vejiga hacia el exterior con fines terapéuticos o diagnósticos.

- Precauciones:
  - o Utilizar el sondaje vesical solo cuando exista indicación, y retirarlo una vez se haya solucionado el problema. Estas indicaciones son:
    - ▪ Retención aguda de orina u obstrucción.
    - ▪ Evaluar la diuresis del paciente.
    - ▪ Control en intervenciones quirúrgicas.
    - ▪ Para favorecer la cicatrización de heridas en la zona perineal, o en pacientes que sufran de incontinencia.
    - ▪ En pacientes inmovilizados.
    - ▪ Para mejorar la comodidad del paciente en cuidados paliativos.
    - ▪ En hematuria con coágulos.
    - ▪ Recogida de muestras estériles de orina.
    - ▪ Administración de los fármacos con fines exploratorios o terapéuticos.
  - o No utilizar en casos de incontinencia urinaria, para ello se recurrirá a otras medidas como son los absorbentes o el colector de orina.
  - o Evitar el sondaje cuando existan heridas en la uretra, asociada a un traumatismo en la pelvis.
  - o Tampoco hacerlo en el caso de rotura uretral o sospecha de ella.
  - o Valorar la realización de la técnica por urología en caso de hematuria por trauma, estenosis uretral o cirugía reciente del trato urinario.
  - o Si existiese retención (globo vesical), no dejar drenar más 250cc de orina de una vez.

- Personal necesario:
  o Enfermera y auxiliar de enfermería.

- Material:
  o Higiene de los genitales:
    ▪ Palanganas
    ▪ Empapador
    ▪ Agua templada con jabón.
    ▪ Toalla
    ▪ Guantes no estériles.
  o Colocación de la sonda:
    ▪ Paños estériles.
    ▪ Sonda vesical estéril del tipo y nº que necesitemos según las características del paciente.
    ▪ Bolsa colectora de orina.
    ▪ Guantes estériles.
    ▪ Gasas estériles.
    ▪ Antiséptico: Povidona yodada al 10% o Solución de Clorhexidina al 0.5%
    ▪ Lubricante urológico hidrosoluble estéril en unidosis.
    ▪ Jeringa estéril de 10cc.
    ▪ Agua destilada estéril para el balón de la sonda.
    ▪ Percha para colgar la bolsa de orina.

- Procedimiento:
  o Asegurar la intimidad del paciente.
  o Realizar la higiene de los genitales con el agua y jabón.
  o Colocarse los guantes no estériles y aplicar la solución antiséptica:
    ▪ En hombres: Sujetar el pene y retraer el prepucio, aplicando el antiséptico con una gasa desde el meato hasta el final del glande con movimientos circulares, sin pasar dos veces por la misma zona.
    ▪ En mujeres: Separar los labios con la mano no dominante y con la otra aplicar el antiséptico impregnado en una gasa en dirección desde el pubis hasta el ano.

Primero limpiaremos los labios menores y después el meato, utilizando una gasa diferente para cada pasada.

o Dejar secar al aire.

o Quitarse los guantes y realizar el lavado de manos antiséptico.

o La/el auxiliar de enfermería abrirá los paquetes para que la enfermera pueda preparar el campo estéril.

o Ponerse los guantes estériles.

o Preparar el campo estéril depositando el material estéril sobre él.

o Revisar bien si el balón de la sonda se infla correctamente.

o Conectar la bolsa de drenaje en este punto, o hacerlo tras realizar el sondaje.

o Lubricar la punta de la sonda.

o Sondaje en hombres:

  ▪ Retirar el prepucio y lubricar la parte interna de la uretra introduciendo el lubricante estéril.

  ▪ Para ello sujetar el pene con la mano no dominante en posición perpendicular e introducir el lubricante. Una vez retirado el envase, mantener la uretra cerrada y esperar entre 3-5 minutos para asegurar el efecto anestésico.

  ▪ Una vez pasado este tiempo, colocar el pene a 90° dejando el glande al descubierto.

  ▪ Coger la sonda lubricada con la mano dominante e introducirla hasta notar un tope.

  ▪ Poner el pene en posición horizontal, traccionando levemente indicando al paciente que respire muy profundamente y continuar introduciendo hasta que la orina fluya. Una vez fluya introducir unos 2 cm más de manera que podamos hinchar el globo de manera segura.

  ▪ Hinchar el globo con 10cc de agua destilada estéril y retirar hasta notar una resistencia.

  ▪ Colocar el prepucio en su posición anatómica, de manera que evitaremos la aparición de parafimosis.

- Si no habíamos conectado la bolsa de drenaje de orina anteriormente, ahora es el momento de hacerlo.
- Colocar la bolsa en el soporte, y colgarla en la cama por debajo de la vejiga del paciente.
- Fijar con esparadrapo en la cara anterior del muslo para evitar la tracción uretral.

o En mujeres:

- Aplicar el contenido del lubricante estéril en la sonda.
- Separar bien los labios con la mano no dominante dejando así el meato al descubierto.
- Con la mano estéril introducir la sonda, aprovechando la inspiración de la paciente, hasta que salga la orina, e introducir 2 cm más para inflar el globo con seguridad.
- Hinchar el globo con 10 cc de agua destilada estéril.
- Retirar la sonda hasta que haga tope y conectarla a la bolsa de orina.
- Fijar la sonda y la bolsa colectora de la misma manera que en los hombres.

o Retirar cualquier residuo que haya quedado en la zona genital.
o Recoger el material empleado.
o Quitarse los guantes y lavarse las manos.
o Registrar el procedimiento en la gráfica de enfermería incluyendo:

- Tipo y calibre de la sonda.
- Fecha de realización de la técnica.
- Volumen de la orina drenado y sus características.
- Indicar las incidencias en caso de que hubiese.
- Planificar los cuidados de mantenimiento.

- Mantenimiento del catéter:
  o Higiene:
    - Lavarse la manos antes y después de cualquier manipulación de la sonda o de

la bolsa colectora. Emplear unos guantes siempre para su manipulación.

- Realizar la higiene genital diaria con agua y jabón.
- Tras la higiene colocar le prepucio en los hombres en su posición normal y para evitar adherencias y decúbitos movilizar la sonda en sentido rotatorio; no hacerlo de dentro hacia afuera o al revés, ya que favorece la infección.

o Cuidados y cambios de bolsa o sonda.

- Se recomienda utilizar sistemas cerrados mejor que los abiertos ya que previene las infecciones.
- No cambiar rutinariamente los sistemas de drenaje o las sondas, solo hacerlo cuando existan indicaciones clínicas por obstrucción, por deterioro, infección… Y cuando el material así lo precise: silicona 30 días, PVC 2 semanas, látex 1 semana.
- Cambiar la bolsa cuando se cambia de sonda, se acumulan sedimentos, hay una desconexión accidental, se rompe o cuando adquiere un olor desagradable.
- Evitar el contacto de la bolsa y el suelo.

o Prevenir la obstrucción y el reflujo.

- Mantener el flujo de orina y la bolsa siempre por debajo del nivel de la vejiga.
- Vaciar la bolsa cuando esté a 2/3 de su capacidad para evitar la tracción de la sonda, en un recipiente exclusivo para cada paciente, y evitando el contacto entre la bolsa y dicho recipiente.
- Si se sospecha de obstrucción, lavar la sonda con 20cc de suero fisiológico. Si no surte efecto, será necesario retirar la sonda.
- No realizar lavados vesicales en pacientes que no presentan hematuria con coágulos.
- Si estamos ante un paciente que sabemos que va a tener coágulos, colocaremos una sonda de tres vías para lavados vesicales continuos, además podremos colocar

sondas de silicona ya que son mucho más recomendables para evitar la obstrucción.

- Retirada de la sonda vesical:
  o Retirar lo antes posible para disminuir el riesgo de infección.
  o No existen evidencias de que clampar la sonda previamente a su retirada reduzca la probabilidad de tener que volver a sondar
  o Cuando sea posible, retirar la sonda a medianoche ya que se asocia a un mayor volumen de orina en la primera micción, a una recuperación de su patrón de micción normal y a una reducción de la estancia en el hospital.
  o Verificar el tipo de sonda colocada y la cantidad de agua instilada en el globo.
  o Lavarse las manos e informar al paciente de la técnica que vamos a realizar.
  o Ponerse los guantes.
  o Colocar un empapador debajo de los glúteos.
  o Conectar la jeringa en la válvula del balón y permitir que salga de forma espontánea el agua del mismo sin aspirar, de esta manera se evitan anillamientos.
  o Comprobar que ha salido toda el agua para que la extracción de la sonda no sea traumática.
  o Pedir al paciente que respire lentamente, y durante la espiración, aprovechando la relajación de los esfínteres, extraer la sonda lentamente.
  o Realizar la higiene de los genitales.
  o Quitarse los guantes y lavarse las manos.
  o Registrar todo el procedimiento en la gráfica de enfermería y actualizar el plan de cuidados del paciente.
  o Enseñar al paciente que debe avisarnos cuando orine así como los signos de retención urinaria.
  o Vigilar el volumen de orina en cada micción, aumentar la ingesta de líquidos y si no ha orinado en 6-8 horas, valorar la retención urinaria, llamar al médico y volver a sondar.

- Lavado vesical[7,25,30]:

Es la introducción de una solución en la vejiga a través de un catéter urinario previamente colocado, para comprobar su permeabilidad, limpiar la vejiga, aplicar una solución antiséptica en la vejiga o extraer coágulos vesicales.

- Precauciones:
  o Solo realizar esta técnica cuando exista alguna prescripción médica.
  o Se recomienda utilizar una soda de 3 vías para evitar desconexiones y así reducir el riesgo de infección.
  o El método cerrado es el más recomendado porque conlleva un menor riesgo de infección.
  o La solución que vamos a utilizar aquí debe estar a temperatura ambiente.
  o Preservar bien durante todo el procedimiento la esterilidad.

- Personal necesario:
  o Enfermera y auxiliar de enfermería.

- Material:
  o Empapador.
  o Paño estéril.
  o Gasas estériles
  o Guantes estériles y no estériles.
  o Jeringa de 50 cc estéril.
  o Suero fisiológico estéril.
  o Soporte para suero.
  o 2 recipientes: uno estéril para el suero fisiológico y otro par el contenido drenado.
  o Pinza de Kocher.
  o Solución antiséptica.
  o Bolsa de orina.

- Procedimiento:
  o Lavarse las manos y preparar el material necesario.
  o Preservar la intimidad del paciente y explicarle la técnica a realizar.
  o Colocar al paciente en decúbito supino y ponerse los guantes.
  o Vaciar la orina drenada en la bolsa de orina y valorar sus características.
  o Poner el empapador en la zona de unión entre la

sonda y la bolsa recolectora de orina y después los paños estériles, poniendo sobre él, el material estéril necesario.

o   Ponerse los guantes, bata y mascarilla estériles.

o   Existen 3 formas de realizar un lavado vesical.

- Lavado intermitente con sistema cerrado:

Necesitamos una sonda de 3 vías.

Limpiaremos la zona de unión entre la sonda y el sistema de lavado con antiséptico, y conectamos.

Despinzamos el sistema de lavado y regularemos la velocidad de infusión introduciendo la cantidad prescrita.

Mantener el líquido infundido unos 10 minutos en la vejiga.

Dejaremos salir el líquido infundido por el sistema de drenaje y repetiremos las veces necesarias.

Realizaremos un balance entre el líquido infundido y el que hemos drenado, así como valoraremos sus características.

- Lavado continuo con sistema cerrado:

Necesitamos una sonda de 3 vías.

Limpiamos la conexión con antiséptico y conectamos la sonda y el sistema de infusión.

Despinzamos y calculamos la velocidad de infusión, que suele ser de 40-60 gotas/min.

Realizar un balance entre la entrada de líquido y el drenado.

- Lavado del catéter con sistema abierto:

Se realiza en sonda vesical de 2 vías.

Limpiamos la zona de conexión con antiséptico.

Pinzar la sonda con la pinza Kocher.

Cargar la jeringa con 50cc de suero fisiológico y conectarlo a la sonda.

Quitamos la pinza e infundimos lentamente el líquido.

o   Para evacuar el líquido infundido podemos hacerlo por la bolsa de drenaje de orina, o por aspiración a través de la jeringa.

o   Siempre que se realice esta técnica realizar balance de líquidos y observar las características del líquido drenado.

o   Recoger el material utilizado y dejar al paciente en posición cómoda.

o   Quitarse los guantes y lavarse las manos.

o   Registrar la técnica incluyendo el motivo en la gráfica de enfermería así como las incidencias si las hubiera.

- Cuidados en el paciente portador de urostomía[25,32]:

Una urostomía es una derivación urinaria donde la salida de orina se produce a través de un estoma mucocutáneo en la pared abdominal, conllevando la pérdida de la función esfinteriana, de esta manera la salida de orina es continua, lo que obliga a tener un dispositivo encargado de su recogida.

Nuestros cuidados irá encaminados a mantener la permeabilidad del estoma y su higiene, la integridad de la piel y educar al paciente y familia en los cuidados que deben realizar.

- Precauciones:
  o Las bolsas colectoras deben cambiarse cuando alcancen los 2/3 de su capacidad, o si son abiertas, vaciarlas para cuando esté a 1/3 o la mitad y cambiarlas cada 24 horas.
  o Si aparece una obstrucción por hemorragia tras intervención quirúrgica, lavar y aspirar.
  o Si hay signos de infección de la herida quirúrgica, notificarlo al médico y realizar curas cada 24 horas.
  o Si no está contraindicado, aumentar la ingesta de agua, para que la orina esté lo más diluida posible.
  o Recomendar evitar la ropa apretada para que no comprima la bolsa.
  o Si la piel tuviera dermatitis de 2° grado, aplicar un apósito protector hidrocoloide o hidrogel en el estoma, y colocar el dispositivo encima.
  o La bolsa la cambiaremos diariamente, pero el disco permanecerá durante 4 días, a menos que existan fugas, que deberán cambiarse las veces necesarias.

- Personal necesario:
  o Enfermera y auxiliar de enfermería.

- Material:
  o Guantes no estériles.
  o Equipo de estoma urinario.
  o Tijeras.
  o Bolsa para residuos.
  o Empapador.
  o Jabón neutro, esponja, palangana con agua tibia.
  o Compresas o gasas.
  o Registros de enfermería.

- Procedimiento:
  o Elegir el dispositivo adecuado a las necesidades del paciente.
  o Preparar el material y trasladarlo a la habitación del paciente.
  o Preservar la intimidad del paciente, explicarle el procedimiento y pedir su colaboración.
  o Ponerse los guantes y colocar al paciente en decúbito supino con el empapador debajo.
  o Retirada del dispositivo:
    ▪ Todo el dispositivo: Separar la piel del disco adhesivo, sujetando con una mano la piel, tirando suavemente de arriba hacia abajo. No dar tirones, y tener cuidado con los catéteres si los hubiera.
    ▪ Sólo la bolsa: Tirar de la bolsa con una mano y con la otra sujetar el disco para que no se separe de la piel.
  o Limpiar el estoma y la piel circundante con agua tibia y jabón con movimientos circulares. Si estamos en el postoperatorio inmediato, limpiar con suero fisiológico y gasas estériles, ya que suelen estar presente los edemas y las suturas.
  o Secar bien el estoma y la piel con una gasa sin frotar, para evitar lesiones.
  o Valorar el aspecto del estoma y la piel circundante en busca de enrojecimiento, heridas, irritación o necrosis.
  o Si el paciente es portador de catéteres ureterales, comprobar su permeabilidad.
  o Medir el tamaño del estoma con la plantilla y recortar el disco.
  o La piel se irrita con la orina, por lo tanto no dejar más de 2-3 mm de piel descubierta entre el estoma y el disco, pues es el adhesivo el que protege la piel.
  o Si el paciente tiene vello en la zona del estoma recortar con unas tijeras, no rasurar ya que dañaríamos la piel.
  o Retirar el papel protector del disco y colocar alrededor del estoma presionando de forma suave y firme de abajo hacia arriba.
  o Enganchar la bolsa colectora mediante el aro de fijación. Si el paciente tuviese catéteres los

introducimos en la bolsa.

o Si el paciente está deambulando, colocar la bolsa hacia un lado y asegurarse cuando se coloque, que la válvula está cerrada. Será el paciente el que vacíe la bolsa periódicamente. Por la noche o si está encamado, conectarla bolsa a un sistema de drenaje.

o Recoger el material.

o Dejar al paciente en posición cómoda, quitarse los guantes y lavarse las manos.

o Registrar todo el procedimiento en la gráfica de enfermería incluyendo las incidencias si las hubiera.

o Desde el primer día realizar la educación del paciente y su familiar, para que al alta sea completamente autónomo.

- Posibles complicaciones:
  o Irritación de la piel periestomal:
    ▪ No realizar ningún traumatismo en la piel ni física ni químicamente.
    ▪ Si existe irritación, poner cremas de barrera.
  o Retracción del estoma:
    ▪ Utilizar un disco convexo para facilitar la adherencia.
  o Obstrucción de los catéteres:
    ▪ Comprobar la permeabilidad diariamente.
    ▪ Si está obstruido realizar un lavado suave con 1 cc de suero fisiológico con técnica estéril.
  o Falta de adherencia:
    ▪ Modificar la morfología del abdomen con pasta modelable.
    ▪ Buscar otros dispositivos como discos convexos, cinturones de sujeción…

- Absorbentes[33,34]:

Los absorbentes de incontinencia son productos sanitarios cuya función es absorber y retener la orina para mantener la piel seca y evitar lesiones en la misma. Son de un solo uso y están indicados en personas con incontinencia en las que no se puede aplicar otro tipo de tratamiento, para mejorar su calidad de vida.

Deben ser eficaces, tolerables de manera que no produzcan irritación en la piel, cómodos, discretos y que la persona no sienta sensación de humedad una vez producida la micción.

Están compuestos de tres capas: La capa superior que es la responsable de la tolerancia y debe permitir el paso de orina, la segunda capa, responsable de la absorción y retención de orina, y la tercera, que tiene como finalidad evitar la salida de humedad.

Los absorbentes no deben desintegrarse ni separarse en capas; del mismo modo, el sistema de sujeción y pegado deben garantizar su buen funcionamiento, ya que según el tipo de absorbente, este sistema será diferente pues deben adecuarse a cada uno de ellos, ya que la capacidad de absorción y tamaño influye en la sujeción.

- Clasificación de los absorbentes:

Los absorbentes se pueden clasificar en función de su capacidad de absorción, de la talla, forma… y la elección de cada uno va en función del tipo y grado de incontinencia, de la complexión física del paciente, de las necesidades de cada paciente… (Anexo 14)[33,34].

- Pautas de uso:

Como máximo, se pautan 4 absorbentes al día, de los cuales 1 puede ser noche o supernoche, para utilizarlo durante el descanso nocturno.

En casos especiales, como pacientes encamados, o con diarrea aguda, se considerará la utilización de 5 absorbentes al día, dejando el de noche o supernoche para las horas de descanso.

- Errores frecuentes de utilización:
  o Utilizar una talla más grande creyendo que esto influye en su absorción, cuando esta es la misma en todas las tallas.
  o Colocación incorrecta que favorece el desajuste y escapes de orina.
  o Utilizar dos absorbentes superpuestos, creyendo que se aumenta la absorción pero no se consigue debido a la capa impermeable del primer absorbente.
  o Utilizar absorbentes supernoche en casos de incontinencia fecal y urinaria, ya que no hay que aumentar su capacidad, sino la frecuencia de cambios.
  o Realizar una mala prescripción por parte de enfermería, de manera que no se hace un uso óptimo de los recursos.

- Prescripción:

Si se trata de un paciente al que se le vaya a realizar la prescripción por primera vez, la enfermera de referencia deberá de realizar un informe clínico en el que se incluyan como mínimo los datos que se muestran en (Anexo 15)[33].

Estos informes una vez realizados, solo será necesario renovarlos a petición del responsable de visados o si cambiase la situación del paciente en cuestión que afecte al visado asociado al paciente en cuestión.

Pueden prescribirse por receta médica u orden enfermera aquellos absorbentes incluidos en la Seguridad Social, y se necesita de visado para su dispensación por parte de los establecimientos farmacéuticos.

Para evitar posibles errores, la receta u orden debe incluir unos datos mínimos:

o Nombre comercial o genérico.
o Capacidad de absorción
o Tipo
o Talla.
o N° de unidades/envase.

El n° de absorbentes que se pueden prescribir varía según las necesidades del paciente, pudiendo prescribir hasta 4 al día como máximo, excepto en las excepciones que se han señalado anteriormente. De estos 4, 2 o 3 serán de día, y 1 tipo noche, excepto para los grandes incontinentes, que necesitarán súper-noche. En este último caso tendremos que justificar el por qué el paciente necesita un absorbente tipo súper-noche.

El n° total de envases que se pueden prescribir se ajustará teniendo en cuenta la posología y el modelo autorizado por la comisión de visados, hasta un máximo de 80 días en una prescripción normal o de 320 días mediante la prescripción por Receta XXI, es por esto que se aconseja la prescripción por este último método, pues así evitamos visitas innecesarias del paciente o cuidador al centro de salud, al profesional le evita tener que realizar de forma periódica la prescripción y la solicitud de visado.

- Visado:

El responsable de cuidados de cada UGC será el responsable de la autorización del visado de cada prescripción y deberá:

o Comprobar que el informe clínico está correctamente elaborado, si no estuviera completo, el enfermero que ha emitido el informe deberá completarlo.
o Comprobar el tipo y cantidad de absorbentes prescritos y que estos se corresponden con el informe clínico.
o Si fuese una prescripción tradicional, llevar un registro de todas las prescripciones hechas al paciente y comprobar que el visado se

corresponde con la siguiente prescripción.

o Si es Receta XXI, el responsable de la UGC recibirá una copia de la prescripción, si se ajusta a lo autorizado para el paciente, autoriza la prescripción a través del Módulo de Visado de Diraya (es el sistema que se utiliza en el Sistema Sanitario Público de Andalucía como soporte de la historia clínica electrónica).

5 FECAL

5.1. VALORACIÓN DE LA ELIMINACIÓN FECAL

La valoración de la eliminación fecal tiene como objetivo identificar el deterioro de los hábitos de evacuación intestinal del paciente durante la estancia hospitalaria. Y para ello deberemos observar cuidadosamente aspectos como: cantidad, consistencia, aspecto, componentes (fibra, células epiteliales, grasa, etc.) y color de la deposición.

En el caso de que nuestro paciente esté consciente y orientado, le preguntaremos directamente cuándo defecó y las características de las heces. Sin embargo, si éste no es el caso, deberemos informar al paciente y la familia del procedimiento, pidiendo su colaboración y preservando siempre la intimidad de éste. Realizaremos la valoración con la utilización de una cuña o del pañal, procederemos a la higiene genital y una vez observados todos los aspectos oportunos, dejaremos al paciente en posición cómoda. Por último, registraremos los cuidados realizados, el motivo, el patrón de evacuación, incidencias y respuesta del paciente, así como la fecha y hora [35].

La escala de Bristol es una escala visual que permite a las enfermeras realizar una clasificación de éstas según su consistencia en siete grupos, siendo el tipo 1 heces duras y en forma de pequeñas bolas y el 7, heces totalmente líquidas *(Ver Anexo 16)*[36].

5.2. DIARREA AGUDA

La diarrea se define como un incremento del número de deposiciones y/o una reducción en su consistencia, de instauración rápida y que tiene una duración menor a 2 semanas. Deberá de existir 2 o más deposiciones de menor consistencia, o por el contrario, una deposición de consistencia reducida y sangre macroscópica en 24 horas [37,38].

Ésta se puede acompañar de náusea, vómitos, fiebre y/o dolor abdominal [37,39].

La prevalencia anual de la enfermedad diarreica a nivel mundial es de dos mil millones de casos, falleciendo un alto porcentaje de población infantil debido a ésta en los países subdesarrollados. En los países industrializados estos casos son muy raros, no obstante, la diarrea es una causa significante de morbilidad y generadora de recursos [38,39].

La diarrea aguda es frecuentemente asociada con la infección gastrointestinal, produciendo una gastroenteritis o lo que es lo mismo, una inflamación de la mucosa gástrica e intestinal [37,38].

Esta inflamación provoca un aumento en la secreción y/o una reducción de la absorción del intestino delgado o en el colon, causando una pérdida excesiva de agua y de electrolitos a través de las heces, y secundariamente la deshidratación del paciente [37].

Los signos más característicos de la deshidratación son: diuresis reducida, disminución de la turgencia cutánea, respiración anormal, alteración del estado neurológico y ausencia de lágrimas [37, 39].

Para una valoración más exhaustiva de la deshidratación del paciente tendremos al servicio al método Dhaka, el cual incluye: estado general, ojos, mucosa, sed, pulso radial y turgencia de la piel del paciente *(Ver Anexo 17)*[39].

- Clasificación.

Existen diversas clasificaciones de diarrea aguda, no obstante la más utilizada es aquella que se basa en criterios de gravedad:

- Diarrea leve: en personas sanas, sin fiebre, ni deshidratación y/o desequilibrio hidroelectrolítico.
- Diarrea moderada: diarreas leves en personas de riesgo, alteración hidroelectrolítica leve, vómitos, dolor abdominal intenso o intolerancia oral.
- Diarrea grave: diarreas moderadas en personas de riesgo, afectación calidad de vida, fiebre, deshidratación, presencia de sangre, moco o pus en heces.
- Diarrea muy grave: diarreas en pacientes gravemente comprometidos, presentan shock o insuficiencia renal establecida [38].

- Cuidados.

Los principales objetivos del cuidado enfermero son la restauración de la hidratación [37, 39] y la recuperación nutricional[37].

- Rehidratación.

Se antepondrá la rehidratación oral frente a la intravenosa [37,38]. La rehidratación oral se trata de la ingestión de líquidos apropiados para evitar o corregir la deshidratación producida por la diarrea. Ésta es una intervención terapéutica costo-efectiva y que disminuye la necesidad de ingresos hospitalarios [39].

Se hará lo posible para evitar la deshidratación en aquellos pacientes que aún no presentan signos evidentes de deshidratación, utilizando líquidos caseros, soluciones de rehidratación oral [39], agua, zumos, algunas bebidas isotónicas [38].

En los casos de diarrea más pronunciadas, se deberá administrar la solución oral recomendada por la OMS, comercializada como Suero Oral Casen, y que contiene: 90 mmol/l de sodio, 20 mmol/l de potasio, 80 mmol/l de cloro, 30 mmol/l de citrato y 11 mmol/l de glucosa. Se beberá en pequeñas y frecuentes cantidades para así evitar el vómito [38].

Se deberá utilizar la rehidratación por vía venosa en los pacientes que presenten deshidratación severa [38, 39], diarrea moderada con intolerancia oral, acidosis metabólica o alteraciones hidroelectrolíticas. La reposición de líquidos se hará de acuerdo a la gravedad del cuadro [38].

- Alimentación

Se deberá reintroducir lentamente y según tolerancia la alimentación habitual en cuanto se consiga corregir la deshidratación moderada o severa. Se recomienda realizar ingestas frecuentes y ligeras, consumiendo alimentos ricos en energía y nutrientes, aunque se evitarán los zumos de frutas envasados, ya que pueden agravar la diarrea por su hiperosmolaridad[39].

Se omitirán los lácteos, excepto los yogures, y se aumentará la ingesta de manzana, plátano maduro, arroz cocido, zanahorias, pescado o pollo hervido, evitando el café y alimentos ricos en residuos como las verduras y las legumbres ricas en mucha fibra [38].

- Fármacos:
   o Eméticos, antidiarreicos, antimicrobianos: ninguno de estos fármacos actúa contra la causa principal de la diarrea usualmente[39], y no deben usarse de una forma sistemática [38].
   o Antibióticos: se utilizarán si la diarrea es persistente y se elegirán según la sensibilidad del germen[39].
   o Analgésicos: se administrarán si el dolor abdominal es intenso[38].

- Pruebas complementarias
   o Se procederá a realizar un coprocultivo si existe diarrea persistente, con sangre, severa, o al comienzo de un brote o epidemia[39]
   o Se realizará hemograma, bioquímica, gasometría arterial o venosa (sólo si existen signos de un shock y/o

deshidratación).
o Se deberá solicitar dos hemocultivos si presenta fiebre-
o Se obtendrá una muestra de orina con urea creatinina, sodio y potasio si existe insuficiencia renal[38.]

5.3. ESTREÑIMIENTO

El estreñimiento se define como la disminución de la frecuencia habitual de evacuación intestinal, acompañada de defecación dificultosa y/o incompleta de heces duras y secas[36, 40,41]. Los síntomas suelen ser molestia y dolor abdominal[36].

Se trata de uno de los problemas digestivos más frecuentes en atención primaria, siendo más usual en el sexo femenino en personas mayores, personas con depresión o estatus socioeconómico desfavorecido [36, 41].

La obesidad, la historia familiar, la ansiedad y los abusos físicos y sexuales[36].

Las causas pueden ser muy variadas, pudiendo ser debido a cambios/deterioro de estilo de vida, dietéticos, a fármacos, o a causas orgánicas graves, ante las cuales deberá prestar atención un facultativo[41, 42].

- Cuidados
  - Medidas higienico-dieteticas
    o Se deberá aumentar la ingesta de fibra progresivamente hasta alcanzar una cantidad de 18-30 gramos por día. Se explicará al paciente que los efectos no son inmediatos como los de los laxantes [36, 41]. Esta fibra se ingerirá gracias a la toma, principalmente, de salvado de trigo, legumbres, frutas como kiwis y ciruelas pasas[41].
    o Se promoverá la ingesta de líquidos abundantes, 1,5-2L al día[41].
    o Se fomentará la realización de ejercicio regular, evitando el sedentarismo[36, 41].
    o Se enseñará a los pacientes sobre buenos hábitos defecación: no ignorar la necesidad de defecar y tomarse el tiempo necesario, adoptar un horario regular (especialmente posteriormente al desayuno) [41].

- Complicaciones
  - Impactación fecal: es muy frecuente en pacientes encamados, ancianos, o con estreñimiento crónico o agudo avanzado, que han estado utilizando laxantes. Requiere de la extracción digital del fecaloma por parte del personal sanitario.
  - Úlcera estercorácea: suele presentarse en la cara posterior del recto, y ser consecuencia de la isquemia provocada por el

fecaloma descrito anteriormente[35, 42].

- Megacolon funcional adquirido: es más prevalente en niños trastornados y con psicopatías. Su curación se realiza mediante la descompresión total y progresiva del intestino dilatado en exceso.
- Vólvulo de sigma: requieren de tratamiento quirúrgico para la desvolvulación del sigma
- Cáncer de colon: es una causa rara de estreñimiento[35.]

5.3.1 LAXANTES, ENEMAS Y SUPOSITORIOS

- Laxantes

Está recomendado emplear la menor dosis efectiva y durante el mínimo periodo de tiempo. Se cesarán gradualmente una vez que se regularice el tránsito intestinal.

- Indicaciones:
  - o Se utilizarán cuando los cambios higienico-dieteticos no han sido efectivos o mientras están actuando (4 semanas)
  - o En casos de impactación fecal[41, 42]
  - o Cuando los pacientes presentan estreñimiento debido a cirugía o enfermedad asociada.
  - o Durante el embarazo y lactancia, si se requiere.
  - o En pacientes de una edad avanzada con una dieta inadecuada
  - o Cuando los pacientes necesitan los fármacos que les está causando estreñimiento y no se pueden sustituir por ningún otro.
  - o En aquellos pacientes que sufran de patologías que no deban realizar esfuerzos intestinales.
  - o Para la realización de las pruebas diagnósticas y/o quirúrgicas[41]

- Tipos:

El empleo de un laxante u otro dependerá de varios factores, como son: mecanismo de acción, rapidez de inicio y duración del efecto, síntomas, particularidades del paciente y coste [41].

  - o Los agentes formadores de volumen: poseen el mismo mecanismo de acción que la fibra dietética y necesitan ser administrados junto abundantes líquidos. Entre ellos se puede mencionar los mucílagos naturales o derivados semisintéticos de la fibra vegetal.
  - o Laxantes osmóticos: su eficacia está basada en que no son

absorbidos por el tubo digestivo, aumentado por tanto el contenido de agua de las heces y la asiduidad de defecación. Se trata de sales de magnesio o de sodio.

o Azúcares no absorbibles: actúan formando ácidos grasos de cadena corta (con efecto osmótico y estimulante de la motilidad), y anhídrido carbónico (provocando la flatulencia). Se destacan la lactulosa, el lactitol y el polietilenglicol.

o Agentes de contacto: son también llamados laxantes estimulantes ya que actúan sobre el plexo mientérico promoviendo la perístasis e impulsando la secreción de agua y de electrolitos. Se incluyen los derivados antraquinónicos y los polifenólicos.

o Agentes emolientes: provocan un reblandecimiento de las heces al actuar como detergente facilitando la mezcla del componente graso de las heces con el componente hidrófilo. Ejemplos de agentes emolientes son el docusato sódico y la parafina [43].

- Enemas

Es una alternativa en pacientes con heces acumuladas en la región rectosigmoide. Está recomendado emplear enemas de agua templada o enemas de fosfato sódico. No obstante, los enemas de agua jabonosa están contraindicados debido a posibles perjuicios [43].

- Supositorios

Los más utilizados son los supositorios de Glicerina. Estos inducen la evacuación al incorporar líquidos en la luz intestinal y al realizar un efecto lubricante sobre las heces [43].

-Administración de enemas y supositorios

Se introducirá un enema o supositorio en el recto o colon sigmoideo a través del ano, con una sonda rectal, con finalidad terapéutica o diagnóstica. Los pasos serán los siguientes:

1. Comprobar prescripción médica.
2. Lavado de mano minucioso.
3. Preparar el material.
4. Comprobar la identidad del paciente.
5. Preparar la solución indicada en la prescripción.
6. Informar y pedir consentimiento al paciente y/o familia.
7. Ofrecer intimidad al paciente.
8. Ponerse guantes no estériles.
9. Poner el empapador debajo del paciente.

10. Pedir al paciente/poner/ayudar a que se coloque en posición de Sims izquierdo.
11. Meter la cánula por el ano una vez que se haya lubricado.
12. Administrar el medicamento.
13. Si se trata de un enema, informar al paciente que deberá mantener el líquido unos 5-10 minutos en el interior.
14. Se ayudará al paciente a ir al cuarto de baño o se colocará una chata de lo contrario.
15. Se observará el aspecto de las heces.
16. Se apoyará al paciente en la higiene intima.
17. Se dejará al paciente en posición cómoda según preferencia o indicación.
18. Nos retiraremos los guantes y lavaremos las manos nuevamente.
19. Por último, registrar todo minuciosamente en la documentación de enfermería [35].

- Paciente ostomizado.

Se tendrá en cuenta las siguientes consideraciones a la hora de administrar un enema a través del estoma:

o Se colocará al paciente en posición semi-fowler en vez de decúbito lateral.
o Se pondrá el sistema de irrigación a la altura del hombro del paciente.
o Se extraerá la bolsa y se limpiará el estoma y la piel periestomal.
o Se introducirá el enema lubricado unos 10 cm. Se irrigará a no más de 37° y una cantidad inferior a 500 cc.
o Una vez irrigado éste, se retirará y se dejará al paciente en decúbito supino.
o Se limpiará estoma y piel de nuevo y, se volverá a poner la bolsa de ostomía[35].

- Sondaje rectal:

Los objetivos de la utilización de sondas rectales son la evacuación de gases y heces y, la administración de enemas[35,44].

Las contraindicaciones del sondaje rectal son: cirugía en recto y próstata, patología rectal e inestabilidad cardíaca.

Además, el sondaje rectal puede dar a lugar diferentes complicaciones como son la alteración del bienestar, el deterioro de la integridad tisular, la perforación del intestino y/o provocar ansiedad en el paciente.

El procedimiento consta de varios pasos:
1. Comprobar la indicación médica y su finalidad.
2. Lavarse las manos minuciosamente.

3. Preparar el material.
4. Pedir al paciente que evacue su vejiga[44.]
5. Explicar el procedimiento y pedir el consentimiento del paciente y/o familiar.
6. Ponerse los guantes no estériles.
7. Pedir al paciente/poner/ayudar a que se coloque en posición de Sims izquierdo, con la pierna izquierda flexionada y con las nalgas próximas al borde de la cama[35,44].
8. Realizar higiene íntima si procede[44.]
9. Insertar la sonda lentamente, una vez lubricada, a la vez que el paciente respira profundamente (7-10 cm para administrar enema y 10-15 para evacuar gases) [35.]
   Se deberá tener especial cuidado con no introducir la sonda demasiado ni forzarla por riesgo de perforación [44.]
10. Se fijará la sonda con esparadrapo y se conectará a un drenaje [35]. No se deberá dejar la sonda puesta más de media hora [44.]
11. Una vez se ha conseguido el objetivo propuesto se retirará la sonda lentamente.
12. Se observará el aspecto de las heces si procede.
13. Se apoyará al paciente en la higiene íntima.
14. Se dejará al paciente en posición cómoda según preferencia o indicación.
15. Nos retiraremos los guantes y lavaremos las manos nuevamente.
16. Por último, lo registraremos todo minuciosamente en la documentación de enfermería [35.]

5.3.2 IMPACTACIÓN FECAL. EXTRACCIÓN DIGITAL

La impactación fecal suele ser consecuencia de la acumulación de heces en la ampolla rectal, por un periodo prolongado que permite al bolo fecal endurecerse, haciendo que la eliminación sea dificultosa. Sin embargo, puede coexistir una diarrea paradójica por rebosamiento de heces líquidas por encima del fecaloma [42, 43].

Procedimiento:
1. Comprobar indicación.
2. Lavado de manos minucioso.
3. Preparar material.
4. Informar y pedir consentimiento al paciente y/o familiar.
5. Colocar empapador.
6. Pedir al paciente/poner/ayudar a que se coloque en posición de Sims izquierdo.
7. Colocarse los guantes no estériles.
8. Administrar lubricante anestésico en el recto y esperar a que haga efecto.

9. Lubricar el dedo índice.
10. Pedir al paciente que respire profundamente y se relaje.
11. Pedirle que realice un esfuerzo defecatorio e inmediatamente introducir el dedo en el recto.
12. Realizar la extracción del fecaloma mediante movimientos del dedo, siendo necesario, en ciertos casos, la fragmentación de éste.
13. Pedir al paciente que haga esfuerzos para que el fecaloma baje
14. Realizar higiene íntima.
15. Colocar al paciente en posición cómoda según preferencia e indicación.
16. Recoger material.
17. Lavado de manos nuevamente.
18. Por último, registraremos todo minuciosamente en la documentación de enfermería [35, 42]

Para la prevención de futuras impactaciones, es recomendable la adaptación de medidas como la administración de supositorios, enemas o laxantes [42, 43].

5.4. INCONTINENCIA FECAL

La incontinencia fecal se define como la emisión accidental de heces, ya sean sólidas o líquidas, desde el recto. La pueden padecer personas de cualquier edad, sin embargo es más frecuente en ancianos.

Las causas de la incontinencia fecal son la diarrea, el estreñimiento, lesión del sistema nervioso, pérdida de elasticidad del recto, parto vaginal difícil con lesión del suelo pélvico, rectocele y prolapso rectal, hemorroides e inactividad.

- Cuidados:
  - Alimentación: se deberá explicar al paciente la importancia de la fibra tanto para la diarrea como para el estreñimiento, y la necesidad de beber abundantes líquidos.
  - Educación intestinal: se enseñará al paciente a tener un patrón de deposiciones regulares, como defecar después de cada comida. Esto puede llevar desde semanas a meses.
  - Ejercicios del suelo pélvico: el personal de enfermería será el encargado de enseñar la técnica al paciente. La contracción y relajación repetida de los músculos del suelo pélvico puede mejorar la fortaleza de éste.
  - Higiene: la diarrea y/o el estreñimiento puede causar molestia y deteriorar la integridad de la piel perianal. Se instruirá al paciente en las técnicas de higiene apropiadas:
    o Se lavará con agua el área anal y se secará después de cada

deposición. Se podrá utilizar cremas protectoras, así como polvos no medicados [35, 45]

-Afrontamiento: los sentimientos comunes entre las personas que padecen incontinencia fecal son vergüenza, temor y soledad. Deberemos brindar apoyo psicológico y ofrecerles consejos para la vida diaria:

   o Será de utilidad llevar siempre un neceser con productos de higiene, y una muda limpia; identificar los baños públicos antes de necesitarlos; hacer sus necesidades antes de salir de casa; usar ropa interior desechable; así como utilizar desodorantes fecales [45.]

5.5. ESTOMA DIGESTIVO DE ELIMINACIÓN

Un estoma, boca o apertura en griego, puede ser de alimentación, de eliminación (fecales o urinarias) o respiratoria.

La ostomía de eliminación fecal se trata de una derivación desde el intestino a la piel, realizado quirúrgicamente y que tiene como finalidad la evacuación temporal o permanente de heces [44].

• Tipos de ostomías digestivas de eliminación.

Se diferencian los diferentes tipos según la localización del estoma. La consistencia de las heces será mayor cuanto más se acerque a la zona final del intestino, el recto.

- Ileostomía: situado en el íleon, intestino delgado.
- Cecostomía: localizado en el ciego.
- Colostomía: puede estar ubicado en diferentes zonas del colon:
   o Hemicolectomia derecha, colon ascendente
   o Hemicolectomia izquierda, colon descendente
   o Colostomía transversa, colon transverso
- Sigmoidectomía: situado en el colon terminal o sigma[46.]

• Tipos de dispositivos

Actualmente, existe una amplia gama de dispositivos para ostomías disponibles en el mercado, de las cuales se elegirá una u otra dependiendo de las características del estoma y la piel periestomal, de su localización y del tiempo transcurrido desde la intervención quirúrgica.

   - Según el número de piezas: de una o dos piezas. Las de una pieza se pegan directamente a la piel, mientras que los dispositivos de dos piezas se pega el disco y luego se acopla una bolsa colectora a éste.
   - Abiertas o cerradas: las abiertas se utilizaran para heces líquidas o semilíquidas y las cerradas para consistentes.
   - Según la transparencia u opacidad del material: transparente u

opacas.
- Recortables o pre-cortadas: en las recortables se utilizarán tijeras de punta roma y se cortarán según el diámetro del estoma.
- Según el tamaño: bolsas y discos pequeños, medianos o grandes [46]
- Con filtro o sin filtro [47]

- Higiene y cuidados del estoma y piel periestomal

La enseñanza del manejo del estoma digestivo es competencia de las enfermeras, las cuales juegan un papel fundamental en el empoderamiento del paciente para que sea capaz de realizar su autocuidado y se reestablezca la sensación de autonomía y autoeficacia. Además, en la atención a los pacientes portadores de ostomías se deberá prestar especial atención al afrontamiento, ya que ésta tiene importante repercusiones tanto físicas como mentales [46, 48].

- Identificación de complicaciones.

En primer lugar, se deberá instruir al paciente en la identificación de las disparidades del estoma frente a uno sano. Un estoma sin complicaciones presenta un color rojizo o sonrosado, debido a la alta existencia de capilares; tiene aspecto húmedo y brillante, debido a que se trata de mucosa intestinal; no tiene terminaciones nerviosas, por lo que es normal que no se sienta nada al tocarlo o lavarlo; y no se trata de una herida, así que no serán necesarios los desinfectantes.

Ante cualquier cambio en el aspecto del estoma (color, tamaño, aspecto), dolor, fiebre o pus, será imprescindible que el paciente acuda a su centro sanitario de referencia [46, 47].

- Cambio del dispositivo.

La frecuencia de cambio del dispositivo dependerá de la cantidad de heces, siendo recomendado cambiar la bolsa cuando ésta esté llena dos tercios de su capacidad o si existen fugas.

El cambio del dispositivo se realizará desde arriba hacia abajo, despegándola suavemente, para así proteger la piel. Por el contrario, para colocar el nuevo dispositivo se realizará desde abajo hacia arriba, presionando para facilitar su adherencia.

En el supuesto caso de que el paciente porte bolsas abiertas, éste podrá vaciarla en lugar de cambiarlas si se trata de heces líquidas, no obstante se recomienda vaciarlas al menos una vez al día para eliminar malos olores. Por otro lado, si se trata de un dispositivo de dos piezas, se aconsejará cambiar el disco cada cuatro días y si lleva dispositivos recortables, estos deberán recortarse con especial cuidado ya que las heces son muy agresivas e irritantes y no deben tocar la piel periestomal. Además, deberemos explicarle al paciente, que el tamaño y la forma del estoma se modificará durante los primeros meses y por tanto, será imprescindible adaptar los dispositivos a ello [46, 47].

- Limpieza del estoma y piel periestomal.
  - Se deberá preservar la intimidad del paciente, pidiendo a los familiares que salgan de la habitación si es necesario.
  - Lavaremos el estoma con agua ni muy fría ni muy caliente y un poco de jabón neutro. Nos ayudaremos de una esponja suave.
  - Se ejercerá presión suavemente sin excederse.
  - Se secará el estoma, bien con un paño o con una toalla suave, evitando el arrastre, dando pequeños toques. Está contraindicado el uso del secador por riesgo de quemaduras
  - Se informará al paciente, que no debe alarmarse ante un pequeño sangrado durante la higiene, ya que esta zona está muy vascularizada. Ante esta situación, será de utilidad ejercer presión en el punto sangrante y no poner hielo por riesgo de quemadura.
  - No se aplicarán lociones, aceites o cremas en la piel periestomal por dificultar la adherencia del dispositivo.
  - Se recomienda la utilización de tijeras en vez de cuchillas para eliminar el vello[46, 47].

- Educación sanitaria.
  -Alimentación.

Los pacientes con estomas de eliminación no tienen por qué realizar una dieta estricta ni ingerir alimentos especiales, no obstante es fundamental que sepan que deberán superar una etapa de tolerancia, en la cual se irá cambiando desde dieta líquida a pobre en residuos antes de reiniciar la alimentación habitual [46, 47].

Se aconsejará beber líquidos abundantes y, tomar una dieta variada y equilibrada, sin abusar de fritos, grasas, picantes ni gaseosas [47].

Se deberá de masticar muy bien los alimentos para favorecer su mejor absorción y evitar posibles maldigestiones u oclusiones [47,48].

- Afrontamiento- adaptación.

El impacto de portar una ostomía puede afectar a las relaciones personales y sociales y, a la vida sexual y laboral del paciente. Deberemos enseñar al paciente a asumir y a aceptar su nueva situación para así favorecer la adaptación a su vida diaria.

Los sentimientos comunes entre los pacientes ostomizados son: pérdida de imagen corporal, percepción de calidad de vida afectada, preocupaciones sexuales [48.]

Tanto retomar su vida sexual, como hablar de sus preocupaciones y miedos con su familia o amigos o con un profesional es de gran ayuda [46.]

Se deberá crear una relación de ayuda con el paciente y su familia. Para ello, nos esforzaremos para escuchar activamente, ofreciendo apoyo, confianza y respeto, mostrando empatía y, respondiendo a las preocupaciones y necesidades de estos [48.]

- Consejos para la vida diaria.

Será nuestra responsabilidad ofrecer al paciente consejos para adaptarse a su vida diaria.

- o Mantenerse dentro de su peso adecuado. La variación del peso promueve la modificación del abdomen y con ello el desajuste del dispositivo a la piel[46, 47, 48.]
- o Utilizar ropa suelta, evitando el uso de cinturones[46, 47.]
- o Lleva faja abdominal durante los primeros meses[46.]
- o Los esfuerzos como levantar peso están contraindicados[46, 47.]
- o Advertir al paciente de la necesidad de cambiar de medicamento si éste aparece en la bolsa, ya que nos indicará que se está experimentando problemas de absorción[46, 48.]
- o Será de gran ayuda reiniciar su vida social cuanto antes
- o Se aconseja llevar dispositivos y bolsas de recambio a todas partes.
- o El deporte no está contraindicado siempre y cuando no sea muy agresivo y pueda dañar el estoma.
- o Se podrán bañar tanto en la ducha, playa o piscina si tapan el filtro de la bolsa para evitar fugas[46, 47.]

- Complicaciones.

Nos podemos encontrar con diferentes complicaciones como:

- o Retracción.
- o Herniaperiestomal.
- o Prolapso.
- o Necrosis.
- o Problemas en la piel periestomal[48.]

6 PERINATAL

6.1. DETERIORO DE LA ELIMINACIÓN MATERNA

En la mujer gestante se producen una serie de cambios fisiológicos que favorecen el deterioro de la necesidad de eliminación [41, 49,50, 51, 52, 53, 54].

6.1.1 CAMBIOS FISIOLÓGICOS

- Pérdida de líquidos.
  - Alta prevalencia de náuseas y vómitos en el primer trimestre del embarazo debido a la hormona. gonadotropina coriónica humana (HCG)[49.]
  - Deterioro de la eliminación fecal.
  - Enlentecimiento del vaciado gástrico por aumento del tamaño del útero y del peristaltismo gastrointestinal por elevación del nivel de progesterona dando lugar al estreñimiento[49.]
  - Aumento del riesgo de hemorroides por aumento de la presión venosa femoral y disminución de las resistencias vasculares periféricas, contribuyendo además el estreñimiento.

- Deterioro de la eliminación urinaria.
  - Aparece incontinencia de esfuerzo, por la pérdida del tono de la vejiga y la presión que ejerce el feto sobre ella.
  - Además, se produce un aumento de la frecuencia de la micción durante la noche[49.]
  - Múltiples cambios en el aparato urinario que predisponen a la embarazada a las infecciones urinarias[50.]

6.1.2 CUIDADOS ENFERMEROS

- Pérdida de líquidos.

- Se aconsejará tomar hidratos de carbono en ayunas, tomar frecuentes y livianas comidas, huir de los fritos, de comidas excesivamente especiadas, y del tabaco.
- Se hace necesario la ingesta abundante de los líquidos para mantenerse hidratados[49].

- Deterioro de la eliminación fecal.
  - Educación nutricional: se deberá aumentar la ingesta de fibras naturales y líquidos[41, 49, 51, 52, 53].
  - Se recomienda la realización regular de ejercicio físico siempre y cuando no existan contraindicaciones[41, 49].
  - Se explicará la efectividad de dedicar un espacio de tiempo diario para la defecación[49].
  - Si la adquisición de estos hábitos ha sido insuficiente se recomendara ir a su médico de referencia para la prescripción de laxantes[52, 53, 54].
  - En algunas revisiones se recomienda también el uso de cremas antihemorroidales si éstas causan dolor o molestia[49, 53].

- Deterioro de la eliminación urinaria.
  - Se explicará la alta probabilidad de padecer infección urinaria y se aconsejará acudir a su médico si presenta dificultar o dolor al orinar (disuria)[52].
  - Se adiestrará a la gestante en la realización de ejercicios de Kegel para el aumento de la fortaleza de la musculatura perineal.
  - Se advertirá la necesidad de disminuir la ingesta de líquidos por la noche.
  - Se aconsejará vaciar la vejiga con asiduidad.
  - Ante las pérdidas de orina se usarán ropa interior y compresas de algodón para favorecer la transpiración[49].

6.2. CUIDADOS DE LA ELIMINACIÓN NEONATAL

Los recién nacidos (r.n.) sanos, aunque no presentan ninguna complicación, necesitan de una serie de cuidados rutinarios.

La orina tiene un color amarillo claro o transparente y es inodora. La frecuencia de micción es de 15 a 20 micciones diarias, ya que la vejiga se evacua automáticamente cuando está llena[55].

Las deposiciones del neonato van cambiando de color y consistencia según la composición y alimentación de éste. La primera deposición se llama meconio, y está compuesta por restos del líquido amniótico y secreciones de las glándulas intestinales. Su apariencia es de color verde oscuro y pegajosa. Una vez iniciada la lactancia, si es materna, éstas se vuelven de un color amarillo, líquida y con grumos, y son las conocidas deposiciones de transición. Posteriormente, aparecerán las deposiciones definitivas. La frecuencia de deposición puede ser variable, pudiendo defecar desde una vez por cada toma hasta una cada dos días [56, 55].

En el recién nacido se puede producir el estreñimiento por la inmadurez de su musculatura abdominal, y es más probable cuando se toma leche de fórmula en vez de materna [55].

- Cuidados.
  - Se dará información sobre la frecuencia de eliminación del recién nacido. Se explicará que ésta aumentará conforme el neonato aumente el número y volumen de tomas.
  - Se advertirá que la existencia de heces duras o frecuencia menor a las 48 horas podrían ser indicios de estreñimiento y podría ser causa de consulta con el pediatra correspondiente.
  - Se informará a los padres sobre los cuidados relacionados con la eliminación del recién nacido[52].
  - Se advertirá a los padres de la peligrosidad de las heces muy líquidas o sanguinolentas y se recomendará acudir a su pediatra de referencia[55].
  - Durante la estancia en maternidad, la enfermera comprobará que el recién nacido haya realizado una micción y deposición (meconio) antes de las primeras 24 horas para comprobar la permeabilidad de los conductos. En el caso contrario se informará al neonatólogo[52, 54,55, 56, 57].
  - Además, se evaluarán y registraran las características y frecuencia de las deposiciones realizadas por el neonato por turno.
  - Se deberá fomentar la lactancia materna, debido a su alta capacidad para prevenir el estreñimiento del recién nacido[55].
  - Se informará a los padres sobre la posible presencia de sangre en la orina y se debe explicar que se puede tratar de la pseudomenstruación del recién nacido si se trata de una fémina[55, 56].
  - No se debe realizar sondaje rectal sistemático para la estimulación anal del recién nacido [56].

7 BALANCE

- Concepto:

Se define el balance hídrico como la comparación del volumen y naturaleza de los líquidos ingresados y de los egresados en 24 horas, para poder así tomar medidas y mantener el equilibrio interno del usuario. Se considera un aspecto clave de los cuidados de enfermería para conservar la hidratación del paciente.

A la hora de realizar el balance hídrico tendremos en cuenta:

Líquidos ingresados:

- Líquidos enterales: como el agua de bebida y la contenida en alimentos/nutrición enteral, y medicamentos líquidos.
- Líquidos parenterales: medicamentos en disolventes, todo tipo de hemoderivados y nutrición parenteral.
- Agua endógena: producida por el metabolismo de glúcidos, proteínas y grasas, y por la destrucción de los tejidos (7-11 ml/Kg/24h).

Líquidos egresados:

- Diuresis: se identificarán los patrones de micción alterados: anuria, oliguria, poliuria.
- Pérdidas de líquidos en los casos de fiebre superior a 37° (75ml/m2/h/grado mayor de 37 °) y polipnea.
- Pérdidas llamadas insensibles, provocadas por la evaporación en piel y pulmones (5ml/kg).
- Además, se perderán líquidos a través de las heces, vómitos, aspiraciones gástricas o intestinales, íleo o colostomía, y a través los distintos tipos de drenajes [58.]

- Indicaciones:

- En pacientes portadores de sondaje vesical y/o incontinentes.
- En pacientes con enfermedad aguda, traumatismo grave o quemaduras.
- En postoperatorios de cirugía mayor.
- En pacientes con enfermedad crónica como fallo cardíaco congestivo, diabetes, EPOC, ascitis, cáncer o insuficiencia renal.
- Pacientes portadores de los drenajes masivos o aspiración gastrointestinal.
- Ante la existencia de pérdidas abundantes: diarrea, vómito, diaforesis, hemorragias o uso de diuréticos.
- Pacientes con trastornos de la alimentación o aumento de necesidades hídricas, como en casos de diarrea o síndrome febril.
- Pacientes que retengan líquidos, ya sea por insuficiencia cardíaca congestiva, fallo renal, ingesta de sodio alta, cirrosis hepática o ante un incremento de líquidos parenterales infundidos.
- Pacientes con limitación de actividad o movilidad física, como en casos de accidentes cerebrovasculares (por no poder acceder o ingerir líquidos)[58.]

- Procedimiento:
  - Explicar al paciente y/o familia la necesidad de medir el balance hídrico y pidir su consentimiento.
  - Lávese las manos con jabón antiséptico y/o una solución hidroalcohólica.
  - Cuantifique el volumen de líquidos ingeridos por el enfermo y los infundidos por el personal de enfermería cada 24 horas, así como los líquidos eliminados (diuresis, vómitos, drenajes, etc.). Contabilícelos.
  - Valore la turgencia de la piel y estado de las mucosas, tonalidad de la orina y la existencia de edemas.
  - Identifique posibles causas o factores de riesgo de desequilibrio hídrico.
  - Calcular el agua endógena y las perdidas insensibles según sus correspondientes fórmulas.
  - Realice el balance hídrico: líquidos ingresados menos líquidos egresados.
  - Interprete el resultado:
    - o Si el balance total es positivo, el paciente está en estado hipervolémico.
    - o Si el balance total es negativo, está en un estado

hipovolémico.

o Si el balance total es cero, se trata de euvolemia.

- Instruya al paciente y/o familiar a contabilizar y registrar los líquidos ingeridos por boca, así como la diuresis.
- Realice un registro del balance hídrico en la gráfica de constantes vitales, incluyendo fecha, hora de iniciación y finalización del turno[35,58].

8 RESUMEN

Para Virginia Henderson, la función de la enfermera es la de ayudar al individuo, sano o enfermo, a satisfacer sus necesidades individuales, para así contribuir a la salud, a la recuperación de la misma o a una muerte digna, y que el mismo pueda satisfacer si tuviera la fuerza, conocimiento o voluntad necesaria.

La eliminación de las sustancias de desecho se expulsan, principalmente, a través de la orina y las heces, aunque también se eliminan a través de la piel, la respiración pulmonar, vómitos y, en el caso de la mujer, de la menstruación.

La valoración de esta necesidad tiene como objetivo el conocer el correcto funcionamiento de la función excretora de la persona, así, como con los datos obtenidos a través de ella, saber si la conducta de la persona satisface sus necesidades de forma adecuada, o por el contrario es necesario educarla para que pueda satisfacer esta necesidad adecuadamente.

La valoración es la primera etapa del proceso enfermero, y consta de tres pasos: observación, entrevista y exploración física. La observación se hará de forma objetiva y organizada, tratando de obtener la máxima información posible. Durante la entrevista, se tratará de obtener información, bien directamente del paciente, o a través del familiar en caso de que no sea posible.

Además de los datos obtenidos anteriormente, deberemos realizar una exploración física minuciosa, incluyendo por tanto la inspección, auscultación, palpación y percusión del abdomen, recto y ano, piel y mucosas, meato urinario, vejiga, y en caso de que las mujeres, comprobaremos la existencia de metrorragia.

Algunas herramientas útiles para valorar la necesidad de eliminación son: Índice de Barthel, Índice de Kats, el test de Pfeiffer, o diferentes tipos de cuestionarios para diferenciar entre los distintos tipos de incontinencias.

Una vez recogidos todos los datos necesarios mediante la entrevista, la exploración física, y realizados los cuestionarios, índices y test, podremos enunciar nuestros diagnósticos enfermeros y establecer nuestro plan de cuidados, asignándole a cada uno los objetivos e intervenciones más adecuados a las necesidades de cada paciente.

Los diagnósticos enfermeros más relevantes respecto a esta necesidad son: Deterioro de la eliminación urinaria, incontinencia urinaria de múltiples índoles, retención urinaria, diarrea, estreñimiento, incontinencia fecal, deterioro del intercambio de gases, déficit de autocuidado y riesgo de desequilibrio electrolítico.

La vejiga tiene dos funciones principales que son almacenar y excretar orina. Cualquier trastorno en el músculo detrusor o en el tracto de salida, provocarán un cuadro de incontinencia que se podrá clasificar en función del área que se encuentre afectada.

Los diferentes tipos de incontinencia son: incontinencia de esfuerzo, incontinencia de urgencia, incontinencia mixta, incontinencia por rebosamiento, incontinencia refleja, incontinencia funcional e incontinencia total.

Los factores de riesgo generales para la incontinencia urinaria son: la edad, problemas neurológicos, tumores malignos en la zona uretral, prolapso uterino, etc.

Las enfermeras deberemos tratar los factores etiológicos bajo nuestra responsabilidad, y para ellos deberemos enseñar a los pacientes a modificar los factores influyentes y sus hábitos de vida, y enseñarle tanto terapias conductuales y ejercicios de rehabilitación del suelo pélvico.

No obstante, cuando se produce un deterioro en la eliminación urinaria, es necesario aplicar una serie de cuidados y técnicas enfermeras dirigidos a mejorar el estado del paciente. Se medirá y controlará la diuresis, y se colocará o proveerá al paciente con el tipo de orinal/ absorbente necesario.

La valoración de la eliminación fecal tiene como objetivo identificar el deterioro de los hábitos de evacuación intestinal del paciente durante la estancia hospitalaria. Para ello deberemos observar cuidadosamente aspectos como: cantidad, consistencia, aspecto, componentes (fibra, células epiteliales, grasa, etc.) y color de la deposición.

Además, está a nuestra disposición la escala de Bristol, la cual permite a las enfermeras realizar una clasificación de éstas según su consistencia en siete grupos, siendo el tipo 1 heces duras y en forma de pequeñas bolas, y el tipo 7, heces totalmente líquidas.

La diarrea se define como un incremento del número de deposiciones y/o una reducción en su consistencia, de instauración rápida y que tiene una duración menor a 2 semanas. Ésta se puede acompañar de náusea, vómitos, fiebre y/o dolor abdominal.

La diarrea aguda es muy frecuentemente asociada con la infección gastrointestinal, produciendo una gastroenteritis o lo que es lo mismo, una inflamación de la mucosa gástrica e intestinal.

Los signos más característicos de la deshidratación son: diuresis reducida, disminución de la turgencia cutánea, respiración anormal, alteración del estado neurológico y ausencia de lágrimas. Los principales objetivos del cuidado enfermero son la restauración de la hidratación y la recuperación nutricional.

El estreñimiento se define como la disminución de la frecuencia habitual de evacuación intestinal, acompañada de defecación dificultosa y/o incompleta de heces duras y secas. Los síntomas suelen ser molestia y dolor abdominal. Las causas pueden ser muy variadas, pudiendo ser debido a deterioro de estilos de vida y/o dietéticos ante los cuales podremos actuar las enfermeras, a fármacos, o a causas orgánicas graves, ante las cuales deberá prestar atención un facultativo.

Los cuidados enfermeros ante el estreñimiento son: educación sobre medidas higienico-dieteticas, y en el caso de que sea necesario, la administración de laxantes, enema o supositorios.

La impactación fecal suele ser consecuencia de la acumulación de heces en la ampolla rectal, por un periodo prolongado que permite al bolo fecal endurecerse, haciendo que la eliminación sea dificultosa. Para su tratamiento deberemos realizar extracción digital.

La incontinencia fecal se define como la emisión accidental de heces, ya sean sólidas o líquidas, desde el recto. La pueden padecer personas de cualquier edad, sin embargo es más frecuente en ancianos. Los cuidados estarán dirigidos hacia: la alimentación, educación intestinal, ejercicios del suelo pélvico, higiene y afrontamiento.

La ostomía de eliminación fecal se trata de una derivación desde el intestino a la piel, realizado quirúrgicamente y que tiene como finalidad la evacuación temporal o permanente de heces.

Se diferencian varios tipos según la localización del estoma: ileostomía, cecostomía, colostomía y sigmoidectomía. La consistencia de las heces será mayor cuanto más se acerque a la zona final del intestino, el recto.

Se instruirá al paciente en la realización de la higiene y cuidados del estoma y piel periestomal, e identificación de complicaciones. Además se dará educación sanitaria en temas de alimentación, y métodos de afrontamiento-adaptación.

En la mujer gestante se producen una serie de cambios fisiológicos que favorecen el deterioro de la necesidad de eliminar: pérdida de líquidos, deterioro de la eliminación urinaria y fecal. Deberemos poner especial atención en la modificación de los estilos de vida.

Los recién nacidos sanos, aunque no presentan ninguna complicación, necesitan de una serie de cuidados rutinarios. Durante la estancia en maternidad, la enfermera comprobará que el recién nacido haya realizado una micción y deposición (meconio) antes de las 24 horas para comprobar la permeabilidad de los conductos. En el caso contrario se informará al personal médico. Además, Se informará a los padres sobre los cuidados relacionados con la eliminación del recién nacido.

Para valorar las pérdidas diarias de los pacientes realizaremos el balance hídrico, el cual se define como la comparación del volumen y naturaleza de los líquidos ingresados y de los egresados en 24 horas, para poder así tomar medidas y mantener el equilibrio interno del usuario. Se considera un aspecto clave de los cuidados de enfermería para conservar la hidratación del paciente.

9 BIBLIOGRAFÍA

1. Tortora GJ, Derrickson B. Principios de Anatomía y Fisiología. 13ª ed. México: Ed. Médica Panamericana; 2013.
2. NHI. Instituto Nacional del Cáncer [Internet]. EEUU; [actualizado 21 de julio de 2016; citado 14 febrero 2017]. Disponible en: https://www.cancer.gov/espanol/tipos/uretra/paciente/tratamiento-uretra-pdq
3. Ciencias de Joseleg. El riñón humano [Internet]. 2016 [Citado 3 abril 2017]. Disponible en: http://cienciasdejoseleg.blogspot.com.es/2016/06/12-el-rinon-humano.html
4. Aula virtual de Anatomía Humana. Universidad Pontificia Católica de Valparaíso [Internet]. [Citado 15 febrero 2017]. Disponible en: http://www.anatomiahumana.ucv.cl/morfo2/ren.html
5. Ciencias biológicas y educación para la salud. Anatomía y fisiología del sistema renal [Internet]. [Citado 3 abril 2017]. Disponible en: http://hnncbiol.blogspot.com.es/2008/01/anatomia-y-fisiologia-del-sistema_21.html
6. Universidad de Costa rica. Facultad de medicina Canal alimentario [Internet]. [Citado 3 abril 2017]. Disponible en: http://163.178.103.176/Fisiologia/Digestivo/Ejercicios/practica12/Tortora819.jpg
7. Ruiz Morera S, Valdés Marrero C, Torrecillas Rojas J. Necesidades de eliminación urinaria. En: Bello NL et al. Fundamentos de enfermería. Parte II. Ciudad de la Habana: Editorial Ciencias Médicas; 2010. p. 286-346.
8. Reyes Gómez, E. Fundamentos de enfermería: ciencia, metodología y tecnología (2a. ed.). México City, MÉXICO:

Editorial El Manual Moderno, 2015. p.79- 82

9. Alba Rosales A, Ríos Ángeles A, López Márquez A. Necesidad de eliminar por todas las vías corporales. En Ilustre Colegio Oficial de Enfermería de Jaén. Proceso Enfermero desde el modelo de cuidados de Virginia Henderson y los Lenguajes NNN. Jaén: 2010. p. 57-58.

10. Vergara MT, Suárez J, Orellaná H, Cofré P, Germain F, Stanley W et al. Incontinencia fecal del adulto. RevChilCir [Internet]. 2011 [citado 2 Ene 2017]; 63(3):320-326. Disponible en: http://ref.scielo.org/r3g9zc

11. Servicio Andaluz de Salud. Consejería de Salud. Junta de Andalucía. [Internet] Cuestionarios, test e índices de valoración enfermera en formato para uso clínico [actualizado 18 Nov 2016; [citado 2 Ene 2017]. Disponible en:
http://www.juntadeandalucia.es/servicioandaluzdesalud/principal/documentosAcc.asp?pagina=pr_desa_Innovacion5#PT3

12. ONI: Observatorio Nacional de la Incontinencia [Internet]. Líneas de actuación para profesionales sanitarios ante el paciente con incontinencia urinaria [Citado 3 Ene 2017]. [Aprox. 8 pantallas] Disponible en:
http://www.observatoriodelaincontinencia.es/guia_oni/002_pro/index.html?pageNumber=8

13. Dixon C.A., Nakib N.A. Are Bladder Diaries Helpful in Management of Overactive Bladder? CurrBladderDysfunctRep [Internet]. 2016 [Citado 7 Ene 2017]; 11(1):14-17. Disponible en: https://link.springer.com/article/10.1007/s11884-016-0343-x

14. Nanda Internacional. Diagnósticos enfermeros. Definiciones y clasificación 2015-2017. Elsevier; 2015.

15. Bardsley A. An overview of urinary incontinence. British Journal Of Nursing [Internet]. 2016 [Citado 8 Ene 2017]; 25(18): 14-21. Disponible en: CINAHL Complete

16. Chiang H, Susaeta R, Valdebenito R, Rosenfeld R, Finsterbusch C. Incontinencia urinaria. Revista Médica Clínica Las Condes [Internet] 2013 [Citado 8 Ene 2017] 24(2):219-227. Disponible en: http://www.elsevier.es/es-revista-revista-medica-clinica-las-condes-202-articulo-incontinencia-urinaria-S0716864013701536#

17. Scemons D. Incontinencia urinaria en el adulto. Nursing (Ed. Española) [Internet] 2014 [Citado 9 Ene 2017]; 31(4):46-52. Disponible en: http://www.elsevier.es/es-revista-nursing-20-articulo-incontinencia-urinaria-el-adulto-S021253821400123X

18. Thüroff JW, Abrams P, Andersson K-, Artibani W, Chapple CR, Drake MJ, et al. Guías EAU sobre incontinencia urinaria. Actas

Urológicas Españolas [Internet]. 2011 [Citado 9 Enero 2017]; 35(7):373-388. Disponible en: http://www.sciencedirect.com/science/article/pii/S021048061100 1574

19. Puchades Simó A, Caracena Porcar L, Puchades Benítez R, Muñoz Izquierdo A. Una revisión sobre la incontinencia urinaria de esfuerzo. Enfuro [Internet]. 2013 [Citado 9 Ene 2017]; 124, 9-16. Disponible en: https://dialnet.unirioja.es/servlet/articulo?codigo=4677736

20. Lucas MG, Bosch RJL, Burkhard FC, Cruz F, Madden TB, Nambiar AK, et al. Guía clínica de la Asociación Europea de Urología sobre la evaluación y el tratamiento no quirúrgico de la incontinencia urinaria. Actas Urológicas Españolas [Internet]. 2013 [Citado 10 Ene 2017]; 37(4):199-213. Disponible en: http://www.sciencedirect.com/science/article/pii/S021048061200 410X

21. García Carrasco D, Aboitiz Cantalapiedra J. Efectividad del entrenamiento de los músculos del suelo pélvico en la incontinencia urinaria: revisión sistemática. Fisioterapia [Internet] 2012 [Citado 10 Ene 2017]; 34(2):87-95.Disponible en: http://www.sciencedirect.com/science/article/pii/S021156381100 188X

22. Abalo R, Da Cuña I. Fisioterapia preventiva en las disfunciones del suelo pélvico en el posparto. Fisioterapia [Internet] 2013 [Citado 10 Ene 2017]; 35(2):82-87. Disponible en: http://www.sciencedirect.com/science/article/pii/S021156381200 1344

23. López Heras D. Medicina de Familia en la red: Tratamiento de la incontinencia urinaria: Ejercicios de Kegel, rehabilitación del suelo pélvico y entrenamiento vesical [Internet] 2015 [Citado 10 Ene 2017]. Disponible en: http://www.drlopezheras.com/2015/03/ejercicios-kegel-incontinencia-urinaria.html

24. Guedes Arbelo C, Martos López IM, Sánchez Guisado MM, Galindo Asensio A. Actividades preventivas para el suelo pélvico: masaje perineal y ejercicios de Kegel durante la gestación. Rev Paraninfo Digital [Internet]. 2015 [Citado el 15 Ene 2017]; IX(22). Disponible en: http://www.index-f.com/para/n22/pdf/096.pdf

25. Cuidados 2.0. [Internet] Generalitat Valenciana: Consejería de Sanidad y Salud pública; 2011 [Citado 20 Diciembre 2016]. Capítulo IV: Procedimientos relacionados con la eliminación. Disponible en: http://cuidados20.san.gva.es/documents/16605/e3815344-47d7-

430a-a2a8-98dfbbc1f1bd

26. Florez Almonacid CI, Padilla Obrero L, Turrado Muñoz MA, Romero Bravo A Servicio Andaluz de Salud [Internet]. Medición de diuresis. 2016 [Citado 20 Dic 2016] Disponible en: https://www.juntadeandalucia.es/servicioandaluzdesalud/hrs3/file admin/user_upload/area_enfermeria/enfermeria/procedimientos/ procedimientos_2012/e1_medicion_diuresis.pdf

27. Florez Almonacid CI, Padilla Obrero L, Turrado Muñoz MA, Romero Bravo A. Servicio Andaluz de Salud [Internet] Colocación y retirada del orinal tipo "botella". 2016 [Citado 20 Dic 2016] Disponible en: https://www.juntadeandalucia.es/servicioandaluzdesalud/hrs3/file admin/user_upload/area_enfermeria/enfermeria/procedimientos/ procedimientos_2012/e2_colocacion_retirada_botella.pdf

28. Florez Almonacid CI, Padilla Obrero L, Turrado Muñoz MA, Romero Bravo A. Servicio Andaluz de Salud [Internet] P Colocación y retirada del orinal de la cuña. 2016 [Consultado 20 diciembre 2016] Disponible en: https://www.juntadeandalucia.es/servicioandaluzdesalud/hrs3/file admin/user_upload/area_enfermeria/enfermeria/procedimientos/ procedimientos_2012/e3_colocacion_retirada_cuna.pdf

29. Aranda Sabariego ML, Florez Almonacid CI, Ledesma Molina MD, Vargas Martínez D, Romero Bravo A. Servicio Andaluz de Salud. [Internet]. Colocación y mantenimiento del colector urinario. 2016 [Citado 20 Dic 2016]. Disponible en: https://www.juntadeandalucia.es/servicioandaluzdesalud/hrs3/file admin/user_upload/area_enfermeria/enfermeria/procedimientos/ procedimientos_2012/e4_colocacion_mto_colector_urinario.pdf

30. Abásolo Otegui I, Rezola Aldaz B, Sarasola González JC, Arrieta Genua R, Gómez Prieto Y, Múgica Echeverria A, Aguirre Aranaz R. Protocolo de sondaje vesical. Uso, inserción, mantenimiento y retirada. Enfuro [Internet]. 2015 [Citado 20 Dic 2016] (128):4-15. Disponible en: http://enfuro.es/images/Revistas%20ENFURO/Enfuro128.pdf

31. Florez Almonacid CI, Galván Ledesma J, Ríos Barba A, Romero Bravo A, Sánchez de Puerta Morilla P. Servicio Andaluz de Salud [Internet]. Retirada de la sonda vesical. 2016 [Citado 20 Dic 2016]. Disponible en: https://www.juntadeandalucia.es/servicioandaluzdesalud/hrs3/file admin/user_upload/area_enfermeria/enfermeria/procedimientos/ procedimientos_2012/e10_retirada_sonda_vesical.pdf

32. García Villanueva N, Ribera Rebolloso J, Picazo Abad J, Villada Munera A. Protocolo de cuidados de enfermería en pacientes

urostomizados. Unidad de Urología-Ginecología. Complejo Hospitalario Universitario de Albacete. [Consultado 20 Dic 2016]. Disponible en: http://www.chospab.es/publicaciones/protocolosEnfermeria/documentos/cadc5568310547b9cf68eda3bec9d782.pdf

33. Morilla Herrera JC, Vela Márquez MC, Ortega Núñez G, Domínguez Santaella MA. Guía de uso adecuado de Absorbentes de Incontinencia. Distrito Sanitario Málaga. Servicio Andaluz de Salud. 2011. [Citado 15 Ene]. Disponible en: http://www.juntadeandalucia.es/servicioandaluzdesalud/distritomalaga/docs/cuidados/Absorbentes%20de%20Incontinencia.pdf

34. Gómez M V., Zapata MA., Gómez E., Aguilar MS. La incontinencia del anciano en el hogar. Hygía. [Internet] 2011[Citado 15 Ene 2017]; XVIII (76):14-22. Disponible en: http://www.colegioenfermeriasevilla.es/Publicaciones/Hygia/Hygia76.pdf

35. Ballesta López FJ et all. Guía de Actuación de Enfermería. Manual de Procedimientos Generales. Generalitat Valenciana: Impremta La PoblaLlarga; 2007. Disponible en: http://publicaciones.san.gva.es/publicaciones/documentos/V.5277-2007.pdf

36. Mínguez Pérez M et al. Guía Práctica de actuación. Diagnóstico-terapéutica en estreñimiento crónico. [Internet]. Valencia: FEAD. 2013 [citado 21 Enero 2017]. Disponible en: file:///C:/Users/Usuario/Downloads/Guia_estrenimiento_1230.pdf

37. Riechmann Román E, Barrio Torres J, López Rodríguez MJ. Diarrea Aguda. Protocolos diagnósticos-terapéuticos de Gastroenterología, Hepatología y Nutrición Pediátrica. SEGHNP-AEP. 2008. Disponible en: https://www.aeped.es/sites/default/files/documentos/diarrea_ag.pdf

38. Rioja Salud [Internet]. La rioja: Gobierno de la Rioja; Noviembre 2005 [citado 30 Enero 2017]. Ingreso de pacientes con diarrea aguda en UCE [aprox. 3 pantallas]. Disponible en: http://www.riojasalud.es/profesionales/urgencias/protocolos-de-urgencias/663-ingreso-de-pacientes-con-diarrea-aguda-en-uce

39. Farthing M et al. Diarrea Agudo en adultos y niños: una perspectiva mundial. Guía Práctica de la Organización Mundial de Gastroenterología [Internet]. Organización Mundial de Gastroenterología; 2012 [citado 26 Enero 2017]. Disponible en: http://www.worldgastroenterology.org/UserFiles/file/guidelines/acute-diarrhea-spanish-2012.pdf

40. Benito Martín MJ et al. Planes de Cuidados de Enfermería en Atención Especializada. Estandarización en Extremadura. [Internet]. SES Núm 18. Edición Primera. Extremadura: Servicio Extremeño de Salud Dirección General de Asistencia Sanitaria; Agosto 2011 [citado 23 Enero 2017]. Disponible en: http://www.areasaludbadajoz.com/images/datos/elibros/enferme ria_especializada.pdf

41. Osakidetza. Estreñimiento y laxantes. Actualización. INFAC [Internet]. 2015 [27 Enero 2017]; Volumen 23 (10): 67-73. Disponible en: http://www.osakidetza.euskadi.eus/contenidos/informacion/cevi me_infac/es_cevime/adjuntos/INFAC_Vol_23_n_10_este%C3% B1imiento.pdf

42. Medline Plus [Internet]. EEUU: Editorial team; [22 Enero 2015, 30 Enero 2017]. Retención fecal [aprox. 2 pantallas]. Disponible en: https://medlineplus.gov/spanish/ency/article/000230.htm

43. Fermín Mearin AB, Montoro MA. Estreñimiento. [Internet]. Asociación Española de Gastroenterología, Núm 8. Huesca. Disponible en: http://www.aegastro.es/sites/default/files/archivos/ayudas-practicas/08_Estre%C3%B1imiento.pdf

44. Hospital Universitario Reina Sofía. Colocación de una sonda rectal. Manual de protocolos y procedimientos generales de Enfermería. [Internet]. [26 May 2011, 29 Enero 2017]. Disponible en: https://www.juntadeandalucia.es/servicioandaluzdesalud/hrs3/file admin/user_upload/area_enfermeria/enfermeria/procedimientos/ procedimientos_2012/e7_colocacion_sonda_rectal.pdf

45. Instituto Nacional de la Diabetes y las Enfermedades Digestivas y Renales [Internet]. [Oct 2013, 23 Enero 2017]. Incontinencia fecal [aprox. 4 pantallas]. Disponible en: https://www.niddk.nih.gov/health-information/informacion-de-la-salud/enfermedades-digestivas/incontinencia-fecal

46. Salido Moreno MP, Rodríguez Úbeda R. Consideraciones prácticas para el cuidado de un estoma digestivo de eliminación. [Internet]. Complejo Hospitalario de Jaén. [24 Enero 2017]. Disponible en: https://www.juntadeandalucia.es/servicioandaluzdesalud/chjaen/f iles/pdf/1409223301.pdf

47. Durán Ventura MC, Martínez Costa MC, Martos Monereo MA, Menéndez Muñoz I, Rivas Marín C, Ruíz Fernández MD. Guía para la persona colostomizada y familia. [Internet]. Sociedad Española de Enfermería. [citado 25 Enero 2017]. Disponible en: file:///C:/Users/Usuario/Downloads/guia-colostomia.pdf

48. Registered Nurses' Association of Ontario. Investen. [Internet]. Cuidado y manejo de la ostomía Toronto, Canadá. [Agosto 2009, 23 Enero 2017]. Disponible en: http://www.evidenciaencuidados.es/es/attachments/article/46/M anejoOstomia_022014.pdf

49. Manual CTO: Oposiciones Enfermería Galicia. Valoración y cuidados de enfermería en la mujer gestante: eliminación, higiene y cambios fisiológicos. [Internet]. Capítulo 27, Tomo 2. Disponible en: http://media.axon.es/pdf/106813_3.pdf

50. C Hill C, Oickinpaugh J. Cambios fisiológicos durante el embarazo. SurgClin N Am [Internet]. 2008 [30 Enero 2017]; 88 (391-401). Disponible en: https://www.academia.edu/4991137/Cambios_fisiol%C3%B3_gic os_durante_el_embarazo

51. Ministerio de Salud Pública: Control Prenatal. Guía de Práctica Clínica. Quito: Dirección Nacional de Normatización; 2015. Disponible en: http://www.salud.gob.ec/wp-content/uploads/2014/05/GPC-CPN-final-mayo-2016-DNN.pdf

52. Guía de práctica clínica de atención en el embarazo y puerperio. [Internet]. Ministerio de Sanidad, Servicios Sociales e Igualdad: 2014. [22 Enero 2017]. Disponible en: https://www.msssi.gob.es/organizacion/sns/planCalidadSNS/pdf /Guia_practica_AEP.pdf

53. Gómez Sánchez et al. Guía de Práctica Clínica para la prevención, detección temprana y tratamiento del embarazo, parto o puerperio. CINETS [Internet]. 2013 [citado 24 Enero 2017]; Guías No. 11-15. Disponible en: https://www.minsalud.gov.co/sites/rid/Lists/BibliotecaDigital/R IDE/INEC/IETS/Gu%C3%ADa.completa.Embarazo.Parto.2013 .pdf

54. Aceituno Velasco L et al. Embarazo, parto y puerperio. Proceso Asistencial Integrado. [Internet]. Sevilla: 3° Edición. 2014: Consejería de Igualdad, Salud y Políticas Sociales. [citado 26 Enero 2017]. Disponible en: http://www.juntadeandalucia.es/salud/export/sites/csalud/galeria s/documentos/p_3_p_3_procesos_asistenciales_integrados/embar azo_parto_puerperio_nuevo/embarazo_parto_puerperio_septiemb re_2014.pdf

55. Manual CTO: Oposiciones Enfermería Andalucía. Cuidados al recién nacido sano: cuidados generales [Internet]. Capítulo 51, Tomo 14. Disponible en: http://tienda.grupocto.es/pdf/EN_OPEAndalucia_CapM.pdf

56. Bustos Lozano G et al. Guía de Cuidados del Recién Nacido en la Maternidad. Hospital Universitario. Comunidad de Madrid. [1 Oct 2007, 25 Enero 2017]. Disponible en: http://tienda.grupocto.es/pdf/EN_OPEAndalucia_CapM.pdf

57. Domenech E, González N, Rodriguez Alarcón. Cuidados generales del recién nacido sano. Sociedad Española de Neonatología. [2008, 27 Enero 2017]. Disponible en: http://tienda.grupocto.es/pdf/EN_OPEAndalucia_CapM.pdf

58. Hospital Universitario Reina Sofía. Balance del equilibrio de líquidos. Manual de protocolos y procedimientos generales de Enfermería. [Internet]. [26 May 2010, 30 Enero 2017]. Disponible en: https://www.juntadeandalucia.es/servicioandaluzdesalud/hrs3/file admin/user_upload/area_enfermeria/enfermeria/procedimientos/ procedimientos_2012/c3_balance_equili_liquidos.pdf

10 ANEXOS

ANEXO 1. Figura 1

Figura 1. Aparato urinario femenino y masculino.

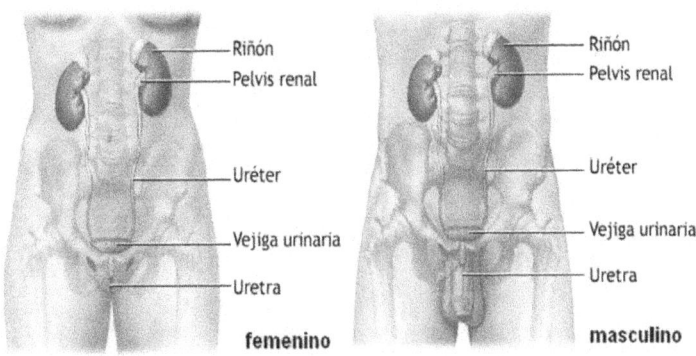

Fuente: Excreción en Humanos. SlidePlayer [Internet]; [actualizado 2014; citado 10 Junio 2017]. Disponible en: http://slideplayer.es/slide/1129595/

EDITOR: *Diego Molina Ruiz*

ANEXO 2. Figura 2

Figura 2. El riñón y sus partes.

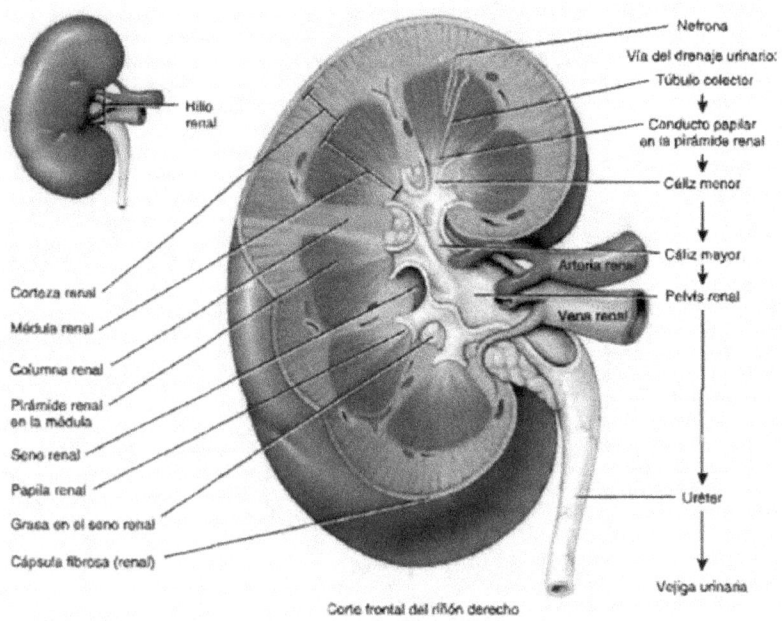

Corte frontal del riñón derecho

Fuente: Anatomía humana general. Riñones - Sistema urinario. [Internet] 2014 [citado 10 Junio 2017]. Disponible en:

http://www.anatolandia.com/2014/02/rinones-sistema-urinario.html

EDITOR: *Diego Molina Ruiz*

ANEXO 3. Figura 3.
Figura 3. Recorrido del flujo sanguíneo en el interior del riñón.

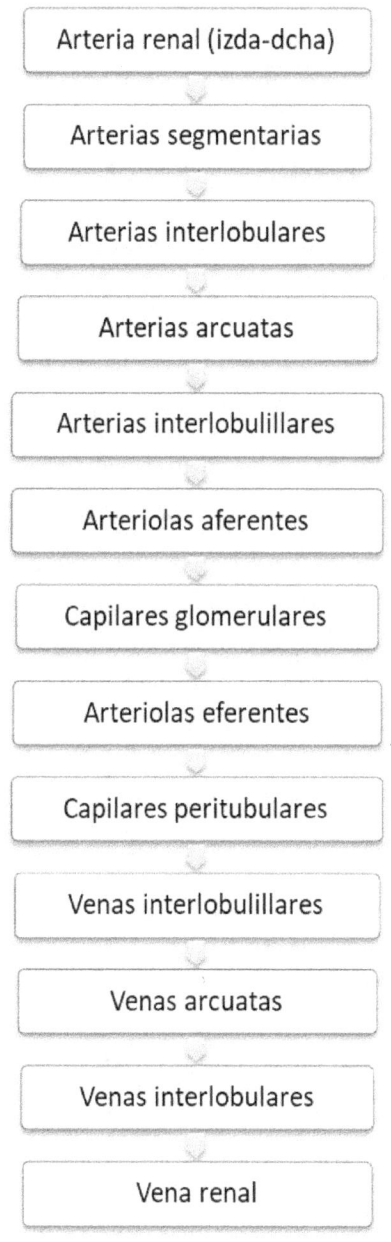

Fuente: Elaboración propia.

EDITOR: *Diego Molina Ruiz*

ANEXO 4. Figura 4.

Figura 4. Funciones básicas de la nefrona: Filtración glomerular, reabsorción tubular y secreción tubular.

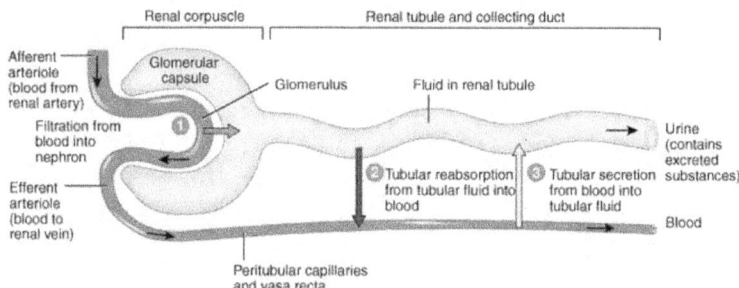

Fuente: Aula virtual de Anatomía Humana. Universidad Pontificia Católica de Valparaíso [Internet]. [Citado 15 febrero 2017]. Disponible en:
http://www.anatomiahumana.ucv.cl/morfo2/ren.html

EDITOR: *Diego Molina Ruiz*

ANEXO 5. Figura 5.

Figura 5. La vejiga y sus estructuras. Trígono vesical.

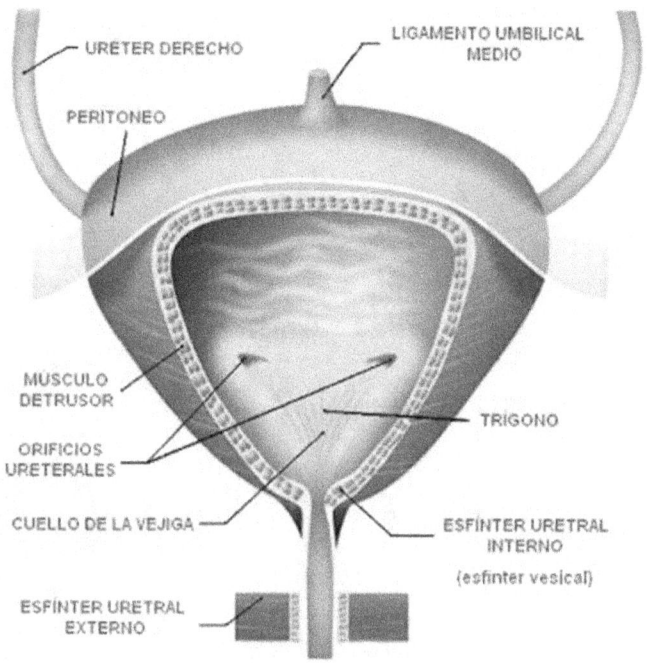

Fuente: Ciencias biológicas y educación para la salud. Anatomía y fisiología del sistema renal [Internet]. [Citado 3 abril 2017]. Disponible en: http://hnncbiol.blogspot.com.es/2008/01/anatomia-y-fisiologia-del-sistema_21.html

EDITOR: *Diego Molina Ruiz*

ANEXO 6. Figura 6.
Figura 6. El aparato digestivo. Órganos principales y accesorios.

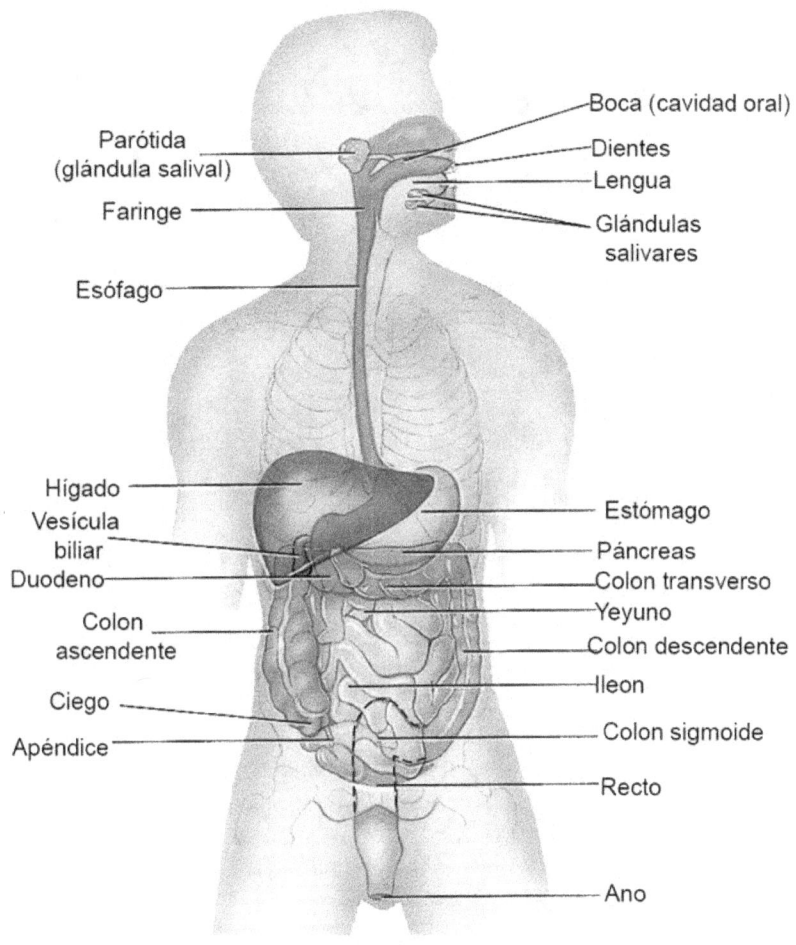

Fuente: Universidad de Costa Rica. Facultad de medicina Canal alimentario [Internet]. [Citado 3 abril 2017]. Disponible en:

http://163.178.103.176/Fisiologia/Digestivo/Ejercicios/practica12/Tortora819.jpg

EDITOR: *Diego Molina Ruiz*

ANEXO 7. Figura 7.
Figura 7. El colon y sus partes.

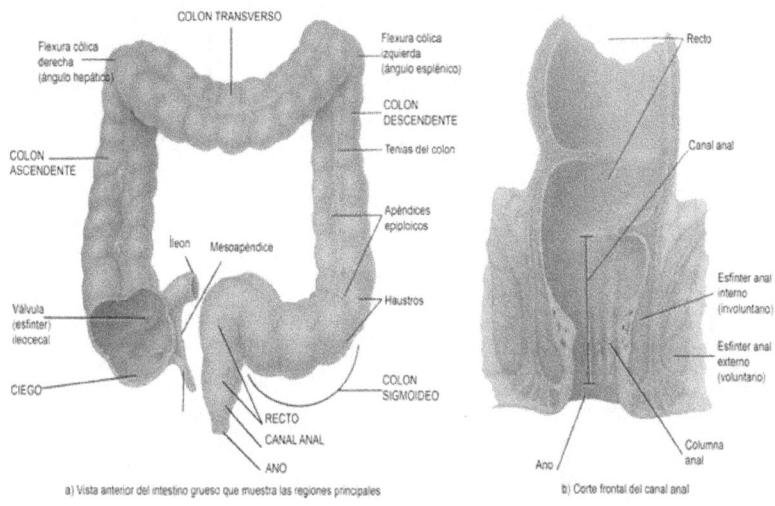

Fuente: Tortora GJ, Derrickson B. Principios de Anatomía y Fisiología. 13ª ed. México: Ed. Médica Panamericana; 2013.

EDITOR: *Diego Molina Ruiz*

ANEXO 8. TABLA 1.

Tabla 1. Índice de Barthel: Autonomía para las actividades de la vida diaria.

El índice de Barthel puede aplicarse la población general para conocer el grado de dependencia que tienen. Los puntos de corte para determinar este grado son:

- 0-20 Dependencia total
- 21-60: Dependencia severa
- 61-90: Dependencia moderada
- 91-99: Dependencia escasa
- 100: Independencia

Comer		
10	Independiente	Capaz de utilizar cualquier instrumento necesario capaz de desmenuzar la comida, extender la mantequilla, usar condimentos, etc., por sí solo. Come en un tiempo razonable. La comida puede ser cocinada y servida por otra persona
5	Necesita ayuda	Para cortar la carne o el pan, extender la mantequilla, etc., pero es capaz de comer solo
0	Dependiente	Necesita ser alimentado por otra persona
Lavarse-bañarse		
5	Independiente	Capaz de lavarse entero, puede ser usando la ducha, la bañera o permaneciendo de pie y aplicando la esponja sobre todo el cuerpo. Incluye entrar y salir del baño. Puede realizarlo todo sin estar una persona presente
0	Dependiente	Necesita alguna ayuda o supervisión
Vestirse		
10	Independiente	Capaz de poner y quitarse la ropa, atarse los zapatos, abrocharse los botones y colocarse otros complementos que precisa (por ejemplo braguero, corsé, etc.) sin ayuda)
5	Necesita ayuda	Necesita ayuda Pero realiza solo al menos la mitad de las tareas en un tiempo razonable
0	Dependiente	
Arreglarse		
5	Independiente	Realiza todas las actividades personales sin ninguna ayuda. Incluye lavarse cara y manos, peinarse, maquillarse, afeitarse y lavarse los dientes. Los complementos necesarios para ello pueden ser provistos por otra persona

0	Dependiente	Necesita alguna ayuda
Deposición		
10	Continente	Ningún episodio de incontinencia. Si necesita enema o supositorios es capaz de administrárselos por sí solo
5	Accidente ocasional	Menos de una vez por semana o necesita ayuda para enemas o supositorios
0	Incontinente	Incluye administración de enemas o supositorios por otro
Micción-valorar la situación en la semana previa		
10	Continente	Ningún episodio de incontinencia (seco día y noche). Capaz de usar cualquier dispositivo. En paciente sondado, incluye poder cambiar la bolsa solo
5	Accidente ocasional	Menos de una vez por semana o necesita ayuda para enemas o supositorios
0	Incontinente	Incluye pacientes con sonda incapaces de manejarse
Ir al retrete		
10	Independiente	Entra y sale solo. Capaz de quitarse y ponerse la ropa, limpiarse, prevenir el manchado de la ropa y tirar de la cadena. Capaz de sentarse y levantarse de la taza sin ayuda (puede utilizar barras para soportarse). Si usa bacinilla (orinal, botella, etc.) es capaz de utilizarla y vaciarla completamente sin ayuda y sin manchar
5	Necesita ayuda	Capaz de manejarse con pequeña ayuda en el equilibrio, quitarse y ponerse la ropa, pero puede limpiarse solo. Aún es capaz de utilizar el retrete.
0	Dependiente	Incapaz de manejarse sin asistencia mayor
Trasladarse sillón/cama		
15	Independiente.	Sin ayuda en todas las fases. Si utiliza silla de ruedas se aproxima a la cama, frena, desplaza el apoya pies, cierra la silla, se coloca en posición de sentado en un lado de la cama, se mete y tumba, y puede volver a la silla sin ayuda
10	Mínima ayuda	Incluye supervisión verbal o pequeña ayuda física, tal como la ofrecida por una persona no muy fuerte o sin entrenamiento
5	Gran ayuda	Capaz de estar sentado sin ayuda, pero necesita mucha asistencia (persona fuerte o entrenada) para salir / entrar de la cama o desplazarse
0	Dependiente	Necesita grúa o completo alzamiento por dos persona. Incapaz de permanecer sentado

Deambulación		
15	Independiente	Puede caminar al menos 50 metros o su equivalente en casa sin ayuda o supervisión. La velocidad no es importante. Puede usar cualquier ayuda (bastones, muletas, etc...) excepto andador. Si utiliza prótesis es capaz de ponérselo y quitársela solo
10	Necesita ayuda	supervisión o pequeña ayuda física (persona no muy fuerte) para andar 50 metros. Incluye instrumentos o ayudas para permanecer de pie (andador)
5	Independiente en silla de ruedas	En 50metros. Debe ser capaz de desplazarse, atravesar puertas y doblar esquinas solo
0	Dependiente	Si utiliza silla de ruedas, precisa ser empujado por otro.
Subir y bajar escaleras		
10	Independiente	Capaz de subir y bajar un piso sin ayuda ni supervisión. Puede utilizar el apoyo que precisa para andar (bastón, muletas, etc.) y el pasamanos
5	Necesita ayuda	Supervisión física o verbal
0	Dependiente	Incapaz de salvar escalones. Necesita alzamiento (ascensor)

Fecha					
Puntuación Total					

Fuente: Servicio Andaluz de Salud. Consejería de Salud. Junta de Andalucía. [Internet] Cuestionarios, test e índices de valoración enfermera en formato para uso clínico [actualizado 18 Nov 2016]; [citado 2 Enero 2017]. Disponible en: www.juntadeandalucia.es/servicioandaluzdesalud/library/plantillas/externa.asp?pag=/contenidos/gestioncalidad/CuestEnf/PT4_AutoAVD_Barthel.pdf

EDITOR: *Diego Molina Ruiz*

ANEXO 9. TABLA 2
Tabla 2. Índice de Katz: Valoración de las actividades de la vida diaria.

1. Baño	Independiente. Se baña enteramente solo o necesita ayuda sólo para lavar una zona (como la espalda o una extremidad con minusvalía).
	Dependiente. Necesita ayuda para lavar más de una zona del cuerpo, ayuda para salir o entrar en la bañera o no se baña solo
2. Vestido	Independiente. Coge la ropa de cajones y armarios, se la pone y puede abrocharse. Se excluye el acto de atarse los zapatos.
	Dependiente. No se viste por sí mismo o permanece parcialmente desvestido.
3. Uso del WC	Independiente: Va al W.C. solo, se arregla la ropa y se asea los órganos excretores.
	Dependiente. Precisa ayuda para ir al W.C.
4. Movilidad	Independiente. Se levanta y acuesta en la cama por sí mismo y puede sentarse y levantarse de una silla por sí mismo.
	Dependiente. Necesita ayuda para levantarse y acostarse en la cama y/o silla, no realiza uno o más desplazamientos
5. Continencia	Independiente. Control completo de micción y defecación.
	Dependiente. Incontinencia parcial o total de la micción o defecación

6. Alimentación	Independiente. Lleva el alimento a la boca desde el plato o equivalente. Se excluye cortar la carne.
	Dependiente. Necesita ayuda para comer, no come en absoluto o requiere alimentación parenteral.

PUNTUACIÓN TOTAL

El índice de Katz se puede aplicar a la población general y presenta ocho posibles niveles:

A. Independiente en todas sus funciones.

B. Independiente en todas las funciones menos en una de ellas.

C. Independiente en todas las funciones menos en el baño y otra cualquiera.

D. Independiente en todas las funciones menos en el baño, vestido y otra cualquiera.

E. Independiente en todas las funciones menos en el baño, vestido, uso del WC y otra cualquiera.

F. Independencia en todas las funciones menos en el baño, vestido, uso del WC, movilidad y otra cualquiera de las dos restantes.

G. Dependiente en todas las funciones.

H. Dependiente en al menos dos funciones, pero no clasificable como C, D, E o F.

Este índice se puede puntuar de dos formas:

- Considerando cada ítem de forma individual, de manera que se den 0 puntos cuando la actividad es realizada de forma independiente y 1 punto si la actividad se realiza con ayuda o no se realiza.

- Puntuando como en la versión original, considerando los ítems agrupados para obtener grados A, B, C, etc, de independencia.

Se puede considerar que:

- Grados A-B o 0 - 1 puntos = ausencia de incapacidad o incapacidad leve.

- Grados C-D o 2 - 3 puntos = incapacidad moderada.

- Grados E-G o 4 - 6 puntos = incapacidad severa.

Fuente: Servicio Andaluz de Salud. Consejería de Salud. Junta de Andalucía. [Internet] Cuestionarios, test e índices de valoración enfermera en formato para uso clínico [actualizado 18 Nov 2016]; [citado 2 Ene 2017]. Disponible en:

http://www.juntadeandalucia.es/servicioandaluzdesalud/library/plantillas/externa.asp?pag=/contenidos/gestioncalidad/CuestEnf/PT4_AutoAVD_Katz.pdf

EDITOR: *Diego Molina Ruiz*

ANEXO 10. TABLA 3
Tabla 3. Test de Pfeiffer.

ITEMS	ERRORES
¿Qué día es hoy? -día, mes, año-	
¿Qué día de la semana es hoy?	
¿Dónde estamos ahora?	
¿Cuál es su nº de teléfono?	
¿Cuál es su dirección? −preguntar sólo si el paciente no tiene teléfono-	
¿Cuántos años tiene?	
¿Cuál es su fecha de nacimiento? -día, mes, año-	
¿Quién es ahora el presidente del gobierno?	
¿Quién fue el anterior presidente del gobierno?	
¿Cuáles son los dos apellidos de su madre?	
Vaya restando de 3 en 3 al número 20 hasta llegar al 0	

PUNTUACIÓN TOTAL

Este test se utiliza para realizar el cribado en la población general de deterioro cognitivo.

El punto de corte está en 3 o más errores en personas que sepan leer y escribir y de 4 o más, para los que no. A partir de esa puntuación existe la sospecha de deterioro cognitivo.

Fuente: Servicio Andaluz de Salud. Consejería de Salud. Junta de Andalucía. [Internet] Cuestionarios, test e índices de valoración enfermera en formato para uso clínico [actualizado 18 Nov 2016]; [citado 2 Enero 2017]. Disponible en: http://www.juntadeandalucia.es/servicioandaluzdesalud/library/plantillas/externa. asp?pag=/contenidos/gestioncalidad/CuestEnf/PT6_DetCognitivo_Pfeiffer.pdf

ANEXO 11 TABLA 4
Tabla 4. Cuestionario de valoración de incontinencia urinaria en mujeres.

INCONTINENCIA URINARIA DE ESFUERZO		
a.- ¿Tiene sensación de peso en la zona genital?	Si	No
b.- ¿Al subir o bajar escaleras se le escapa la orina?	Si	No
c.- ¿Cuándo ríe se le escapa la orina?	Si	No
d.- ¿Si estornuda se le escapa la orina?	Si	No
e.- ¿Al toser se le escapa la orina?	Si	No
PUNTUACIÓN TOTAL		
INCONTINENCIA URINARIA DE URGENCIA		
f.- Si está en la calle y tiene ganas de orinar ¿Entra en un bar y, si el servicio está ocupado, se le escapa la orina?	Si No	
g.- Cuando abre la puerta de casa ¿ha de correr al servicio y alguna vez se le escapa la orina?	Si	No
h.- Si tiene ganas de orinar, ¿tiene sensación de que es urgente y ha de ir corriendo?	Si	No

i.- Cuando sale del ascensor, ¿tiene que ir de prisa al servicio porque se le escapa la orina?	Si	No
PUNTUACIÓN TOTAL		

Este cuestionario se puede administrar a la población general femenina y tiene los siguientes puntos de corte:

- La respuesta afirmativa de al menos 4 de las preguntas (a, b, c, d, e) tiene un valor predictivo en la mujer para incontinencia urinaria de esfuerzo del 77,2%.
- La respuesta afirmativa de al menos 3 de las preguntas (f, g, h, i) tiene un valor predictivo positivo en la mujer para incontinencia urinaria de urgencia del 57,6%.

Fuente: Servicio Andaluz de Salud. Consejería de Salud. Junta de Andalucía.

[Internet] Cuestionarios, test e índices de valoración enfermera en formato para uso clínico [actualizado 18 Nov 2016]; [citado 2 Ene 2017]. Disponible en:

http://www.juntadeandalucia.es/servicioandaluzdesalud/library/plantillas/externa.asp?pag=/contenidos/gestioncalidad/CuestEnf/PT3_IncontUr_Mujer.pdf

ANEXO 12. TABLA 5

Tabla 5. Cuestionario de valoración de incontinencia urinaria en hombres.

INCONTINENCIA URINARIA DE URGENCIA
a.- Si oye ruido de agua o pone las manos en el agua fría, ¿nota ganas de orinar?   Si   No
b.- Si está en la calle y tiene ganas de orinar ¿entra en un bar y si el servicio está   Si   No ocupado se le escapa la orina?
c.- Cuando abre la puerta de casa, ¿ha de correr al servicio y alguna vez se le   Si   No escapa la orina?
d.- Si tiene ganas de orinar, ¿tiene sensación de que es urgente y ha de ir   Si   No corriendo?
e.- Cuando sale del ascensor, ¿tiene que ir de prisa al servicio porque se le   Si   No escapa la orina?
PUNTUACIÓN TOTAL
INCONTINENCIA URINARIA POR OBSTRUCCIÓN PROSTÁTICA
f.- Cuando acaba de orinar ¿tiene la sensación que tendría que continuar y no   Si   No puede?
g.- ¿Tiene poca fuerza el chorro de la orina?   Si   No

h.- ¿Va a menudo al servicio y orina poca cantidad?	Si No
PUNTUACIÓN TOTAL	

Este cuestionario se puede administrar a la población general masculina y tiene los siguientes puntos de corte:

- La respuesta afirmativa de las 5 preguntas (a, b, c, d, e) tiene un valor predictivo positivo en el hombre para incontinencia urinaria de urgencia del 30,4%, la respuesta negativa tiene un valor predictivo negativo del 77%.
- La respuesta afirmativa de las 3 preguntas (f, g, h) tiene un valor predictivo positivo en el hombre para incontinencia urinaria por obstrucción prostática del 66.7%, la respuesta negativa tiene un valor predictivo negativo del 80%.

Fuente: Servicio Andaluz de Salud. Consejería de Salud. Junta de Andalucía.

[Internet] Cuestionarios, test e índices de valoración enfermera en formato para uso clínico [actualizado 18 Nov 2016]; [citado 2 Ene 2017]. Disponible en:

http://www.juntadeandalucia.es/servicioandaluzdesalud/library/plantillas/externa. asp?pag=/contenidos/gestioncalidad/CuestEnf/PT3_IncontUr_hombres.pdf

ANEXO 13 TABLA 6
Tabla 6: Diario miccional.

DIARIO MICCIONAL									
Hora	Líquidos ingeridos		Micciones	Pérdidas de orina			Sensación de urgencia		¿Qué estaba haciendo en ese momento?
AM-PM	Tipo	Cantidad	Cantidad orinada	Poco	Moderada	Abundante	Si	No	

Fuente: ONI: Observatorio Nacional de la Incontinencia [Internet]. Líneas de actuación para profesionales sanitarios ante el paciente con incontinencia urinaria [Citado 3 Enero 2017]. [Aprox. 8 pantallas] Disponible en:

http://www.observatoriodelaincontinencia.es/guia_oni/002_pro/index.html?page Number=8

EDITOR: *Diego Molina Ruiz*

ANEXO 14 TABLA 7.
Tabla 7. Tipos de absorbentes.

CLASIFICACIÓN DE ABSORBENTES PARA LA INCONTINENCIA URINARIA				
CAPACIDAD	TIPO	TALLA	ABSORCIÓN	INDICADO EN
Día	Rectangular	Única	> 600 ml	IU Moderada
	Anatómico	Única		
	Anatómico con elásticos	Extra-pequeña Pequeña Mediana Grande		
Noche	Rectangular	Única	900-1200 ml	IU Moderada
	Anatómico	Única		
	Anatómico con elásticos	Pequeña Mediana Grande		
Súper-noche	Rectangular	Única	>1200 ml	IU Grave
	Anatómico	Única		
	Anatómico con elásticos	Mediana Grande		

Fuente: Morilla Herrera JC, Vela Márquez MC, Ortega Núñez G, Domínguez Santaella MA. Guía de uso adecuado de Absorbentes de Incontinencia. Distrito Sanitario Málaga. Servicio Andaluz de Salud. 2011. [Citado 15 Ene]. Disponible en: http://www.juntadeandalucia.es/servicioandaluzdesalud/distritomalaga/docs/cuidados/Absorbentes%20de%20Incontinencia.pdf

Gómez M V., Zapata MA., Gómez E., Aguilar MS. La incontinencia del anciano en el hogar. Hygía. [Internet] 2011[Citado 15 Ene 2017]; XVIII (76):14-22. Disponible en: http://www.colegioenfermeriasevilla.es/Publicaciones/Hygia/Hygia76.pdf

EDITOR: *Diego Molina Ruiz*

ANEXO 15. TABLA 8.

Tabla 8. Datos a incluir en la receta médica u orden enfermera de absorbentes.

Informe de Enfermería para el Visado de Absorbentes	
Tipo de incontinencia	IU de: esfuerzo, refleja, urgencia, funcional o total.
Duración de la incontinencia	
Estado del paciente	Cama, cama-sillón, precisa cuidador, UPP, incontinencia fecal…
Test	Pfeiffer, Barthel…
Medidas coadyuvantes	Vaciamiento programado, doble vaciamiento, colectores, oris…
Farmacoterapia	Diuréticos (horario), así como otros fármacos que puedan influir.
Necesidad de pañales	Indicar tipo, talla y la posología (máx, 4 al día)
Observaciones	
Fecha de la valoración	Incluir si se recomienda una nueva valoración y la fecha
Nombre y firma	Del profesional

Fuente: Morilla Herrera JC, Vela Márquez MC, Ortega Núñez G, Domínguez Santaella MA. Guía de uso adecuado de Absorbentes de Incontinencia. Distrito Sanitario Málaga. Servicio Andaluz de Salud. 2011. [Citado 15 Ene]. Disponible en: http://www.juntadeandalucia.es/servicioandaluzdesalud/distritomalaga/docs/cuid ados/Absorbentes%20de%20Incontinencia.pdf

EDITOR: *Diego Molina Ruiz*

ANEXO 16. Figura 8.
Figura 8. Escala Bristol.

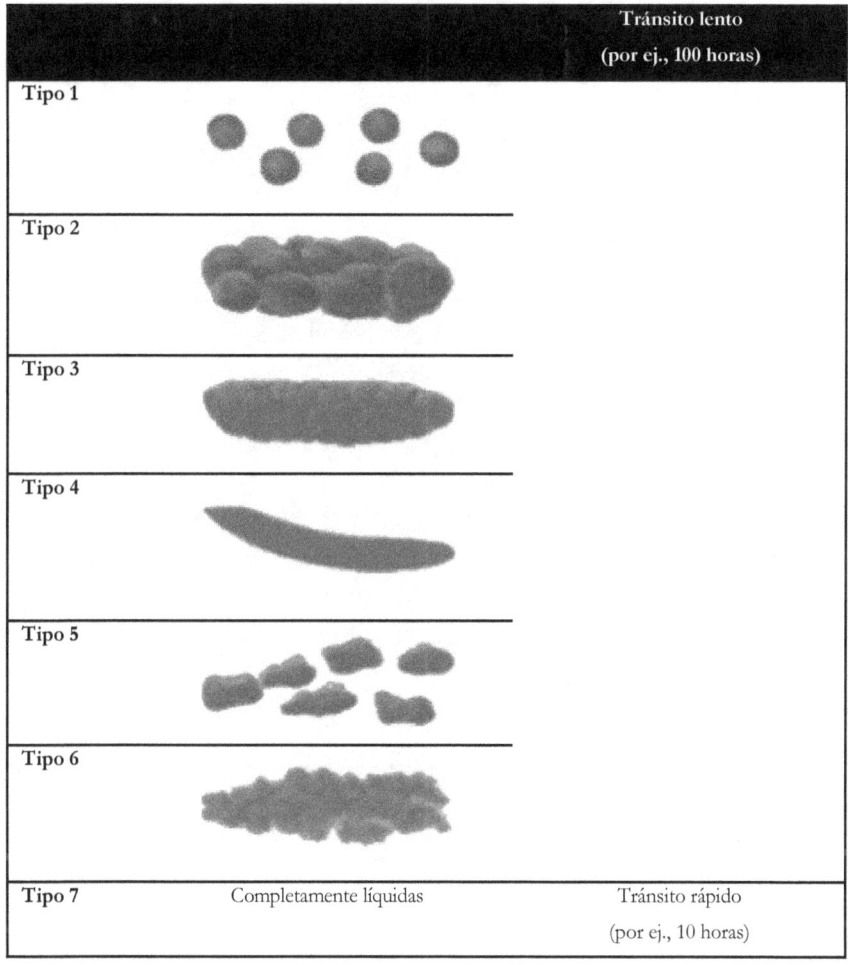

Fuente: Mínguez Pérez M et al. Guía Práctica de actuación. Diagnóstico-terapéutica en estreñimiento crónico. [Internet]. Valencia: FEAD. 2013 [citado 21 Enero 2017]. Disponible en:

file:///C:/Users/Usuario/Downloads/Guia_estrenimiento_1230.pdf

EDITOR: *Diego Molina Ruiz*

ANEXO 17. Tabla 9

Tabla 9. Evaluación de la deshidratación utilizando el "método Dhaka".

Evaluación	Plan A	Plan B	Plan C
1 Estado General	Normal	Irritable/hipoactivo*	Letárgico/comatoso
2 Ojos	Normal	Hundidos	-
3 Mucosa	Normales	Secas	-
4 Sed	Normal	Sediento	Incapaz de beber*
5 Pulso radial	Normal	Volumen bajo	Ausente/incontable*
6 Turgidez de la piel	Normal	Reducida*	-
Diagnóstico	No hay deshidratación	Cierta deshidratación. Se observan por lo menos dos signos, incluyendo por lo menos un signo clave (*)	Deshidratación severa Se observan signos de "cierta deshidratación" más al menos un signo clave (*)
Tratamiento	Evitar la deshidratación Reevaluar periódicamente	Rehidratar con SRO a no ser que no pueda beber Reevaluación frecuente	Rehidratar con líquidos i.v. y SRO Reevaluación más frecuente

Fuente: Farthing M et al. Diarrea Agudo en adultos y niños: una perspectiva mundial. Guía Práctica de la Organización Mundial de Gastroenterología [Internet]. Organización Mundial de Gastroenterología; 2012 [citado 26 Enero 2017]. Disponible en:

http://www.worldgastroenterology.org/UserFiles/file/guidelines/acute-diarrhea-spanish-2012.pdf

EDITOR: *Diego Molina Ruiz*

SOBRE EL EDITOR

DIEGO MOLINA RUIZ, Puertollano (Ciudad Real), 15 de Febrero de 1959.

Formación académica

Licenciado en Enfermería. Universidad Hogeschool Zeeland (Holanda) 2002. Especialista en Enfermería Médico-Quirúrgica. Master en Ciencias de la Enfermería. Universidad de Huelva. Diploma de Estudios Avanzados en Medicina Preventiva y Salud Pública, Universidad de Huelva.

Lugar de trabajo

Enfermero Comunitario UGC Gibraleón del Distrito Sanitario Huelva Costa Condado Campiña.

Profesor asociado Departamento de Enfermería, Universidad de Huelva.

Experiencia previa

Autor y Editor de editorial especializada CC SS. Enfo Ediciones, FUDEN, Madrid.

Como docente ha impartido los Módulos 6 sobre Técnicas de Resonancia Magnética y 7 sobre Técnicas de asistencia en Exploraciones Ecográficas del Curso de Formación Profesional Ocupacional "Técnico en Radiodiagnóstico" con Expediente 98/2005/J/221 y N° 21 – 15, de la Consejería de Empleo de la Junta de Andalucía, con un total de 250 horas docentes.

Desde 2006 desarrolla labor docente como profesor asociado en la Universidad de Huelva.

Experiencia investigadora

- **Líneas de investigación:** Salud Laboral, Atención Primaria, Preanalítica, Salud Mental.

- **Participación en proyectos de investigación**

  - Investigador colaborador en el proyecto FIS 12/ 1099.

  - En la actualidad participa en un proyecto de investigación en salud FIS.

- **Participación en proyectos editoriales**

   Más de 40 artículos publicados en revistas de enfermería y biomédicas, nacionales e internacionales. Más de 65 capítulos de libros y más de 60 libros como autor y editor.

Otros méritos

Miembro del Comité de Ética Asistencial de Huelva.

SOBRE LAS AUTORAS

SANDRA OLIVERA DOMINGUEZ, Nerva (Huelva), 3 de Septiembre de 1993.

Formación académica.

Graduada Universitaria en Enfermería. Universidad de Huelva 2016.

Experto Universitario: Actuación de enfermería en Urgencias y Emergencias. Universidad a distancia de Madrid (Mayo 2017),

Experiencia previa.

Monitora en Cruz Roja en el proyecto dirigido a la prevención de las Infecciones de Transmisión Sexual (No te la juegues).

Participación en proyectos editoriales.

Coautora del libro 1 *Necesidad de Respiración*, de la colección *"Notas sobre las 14 Necesidades de Virginia Henderson"*. (Libro impreso). Editado por sapientiaEd. Con ISBN: 978-1974154807, en Primera Edición de Fecha de 27 de Julio de 2017.

———.———

ELENA SOSA CORDOBÉS, San Juan del Puerto (Huelva), 24 de Febrero de 1993.

Formación académica

Graduada en Enfermería. Universidad de Huelva, 2016.

Máster en Investigación Enfermera y Práctica Profesional Avanzada. Universidad de Cádiz, 2017.

Experiencia investigadora

Investigadora colaboradora en el proyecto de investigación "Promoción de hábitos saludables en el ámbito universitario" en el Departamento de Enfermería de la Universidad de Huelva durante el curso académico 2014-2015.

Participación en proyectos editoriales.

Coautora del libro 9 *Cuidados de Traqueostomías*, de la colección *Notas sobre el cuidado de Heridas*. (Libro impreso). Editado por Molina Moreno Editores. Con ISBN-10: 1535312750, en Primera Edición de 15 de Julio de 2016.

Coautora de la guía 11 *Guía de Úlceras por Presión*, de la colección *Notas sobre el cuidado de Heridas*. (Libro impreso). Editado por Molina Moreno Editores. Con ISBN-10: 1539562611 en Segunda Edición de 14 de Octubre de 2016.

Coautora de la guía 12 *Guía de Pie Diabético*, de la colección *Notas sobre el cuidado de Heridas*. (Libro impreso). Editado por Molina Moreno Editores. Con ISBN-10: 1542383714 en Segunda Edición de 2 de Enero de 2017.

TÍTULOS DE LA COLECCIÓN

Notas sobre las 14 Necesidades de Virginia Henderson *(14 Libros)*

Libro 1: **RESPIRACIÓN.** *Necesidad de Respiración. Vol. 1*

Libro 2: **ALIMENTACIÓN.** *Necesidad de Alimentación. Vol. 2*

Libro 3: **ELIMINACIÓN.** *Necesidad de Eliminación. Vol. 3*

Libro 4: **MOVIMIENTO.** *Necesidad de Movimiento. Vol. 4*

Libro 5: **SUEÑO Y DESCANSO.** *Necesidad de Sueño y Descanso. Vol. 5*

Libro 6: **ARREGLO PERSONAL.** *Necesidad de Arreglo Personal. Vol. 6*

Libro 7: **TEMPERATURA.** *Necesidad de Temperatura. Vol. 7*

Libro 8: **HIGIENE.** *Necesidad de Higiene. Vol. 8*

Libro 9: **SEGURIDAD.** *Necesidad de Seguridad. Vol. 9*

Libro 10: **COMUNICACIÓN.** *Necesidad de Comunicación. Vol. 10*

Libro 11: **CREENCIAS.** *Necesidad de Creencias. Vol. 11*

Libro 12: **CRECIMIENTO PERSONAL.** *Necesidad de Crecimiento Personal. Vol. 12*

Libro 13: **ENTRETENIMIENTO.** *Necesidad de Entretenimiento. Vol. 13*

Libro 14: **APRENDIZAJE.** *Necesidad de Aprendizaje. Vol. 14*

EDITOR: *Diego Molina Ruiz*

Diego Molina Ruiz es ante todo un estudioso de los temas Socio-Sanitarios de actualidad. Autor y editor de diversos libros científico-técnicos relacionados con la salud y el medio ambiente.

En la actualidad trabaja para el Servicio Andaluz de Salud y como profesor de la Universidad de Huelva, donde participa como investigador de proyectos del Fondo de Investigaciones Sanitarias (FIS).

Nota del Editor:

Para poder atender cualquier consulta relacionada con el presente libro o bien con la colección a la que pertenece, quedo en todo momento a disposición de todos los lectores en la siguiente dirección de correo electrónico:

molina.moreno.editores@gmail.com

Edición impresa en papel y ebook disponible en:

www.amazon.com y www.amazon.es

EDITOR: *Diego Molina Ruiz*

Copyright © 2017 Diego Molina Ruiz (Editor)

Edita: sapientiaEd diegomolinaruiz@gmail.com

Coordinadora Editorial: Alba Flores Reyes

Diseño de portada: Diego Molina Ruiz

Imagen de portada: María López Zapata

Título del Libro: Necesidad de Eliminación

Libro número 3

Serie: Notas sobre las 14 Necesidades de Virginia Henderson

Primera edición: 31/07/2017

Nº de páginas: 139

Autora: Sandra Olivera Domínguez

Autora: Elena Sosa Cordobés

ISBN-10: 1974274683
ISBN-13: 978-1974274680

Edición impresa en papel y ebook disponible en:
www.amazon.com y www.amazon.es

www.ingramcontent.com/pod-product-compliance
Lightning Source LLC
Chambersburg PA
CBHW071316220526
45468CB00001B/393